AF461458

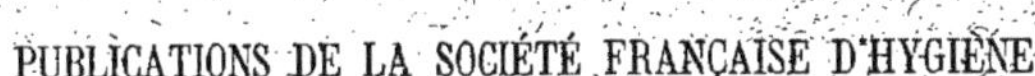
PUBLICATIONS DE LA SOCIÉTÉ FRANÇAISE D'HYGIÈNE

QUE DOIT-ON BOIRE ?

Boissons bienfaisantes — Boissons à redouter
Falsifications

RÉDIGÉ PAR UNE COMMISSION DE LA SOCIÉTÉ

Dr LADREIT de LACHARRIÈRE & A. JOLTRAIN
RAPPORTEURS

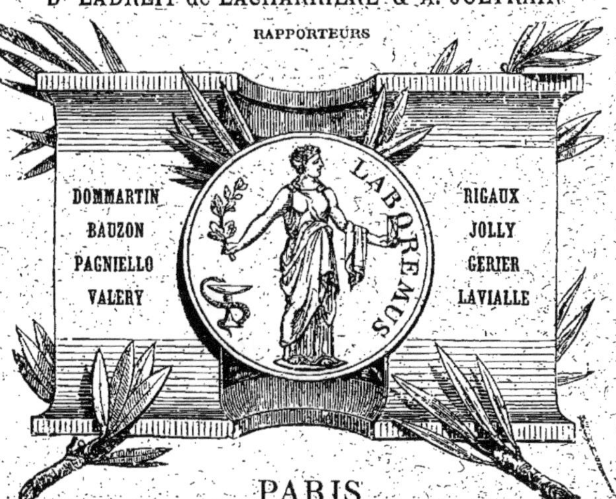

PARIS

AU SIÈGE SOCIAL DE LA SOCIÉTÉ
Hôtel des Sociétés Savantes
28, Rue Serpente, 28

A. MALOINE
Éditeur
25, Rue de l'École-de-Médecine

1902

BUREAU DE LA SOCIÉTÉ FRANÇAISE D'HYGIÈNE

1902

Présidents honoraires : MM. Émile CACHEUX et GRÉHANT.

Vice-Présidents honoraires : MM. DEMOULINS DE RIOLS, Dr LECOIN, Dr AUBEAU.

Président : M. le Dr LADREIT DE LACHARRIÈRE.

Vice-Présidents : MM. Dr BRÉMOND, FICHET, Dr FOVEAU DE COURMELLES, Dr DEGOIX, Dr MOREAU DE TOURS, A. FÉRET.

Secrétaire général : M. A. JOLTRAIN.

Secrétaires : MM. Dr BLAYAC, ROUXEL, H. GOUDAL, Dr CHARLIER, J. BRUHAT, Dr O'FOLLOWEL.

Trésorier : M. J. LANDAU.

Chef du Laboratoire : M. FERDINAND-JEAN.

Organe de la Société :

JOURNAL D'HYGIÈNE

CLIMATOLOGIE

EAUX MINÉRALES, STATIONS HIVERNALES ET MARITIMES, ÉPIDÉMIOLOGIE

Bulletin des Conseils d'Hygiène et de Salubrité

FONDÉ EN 1876 PAR

Le Dr PROSPER DE PIETRA SANTA

28, rue Serpente

PARIS

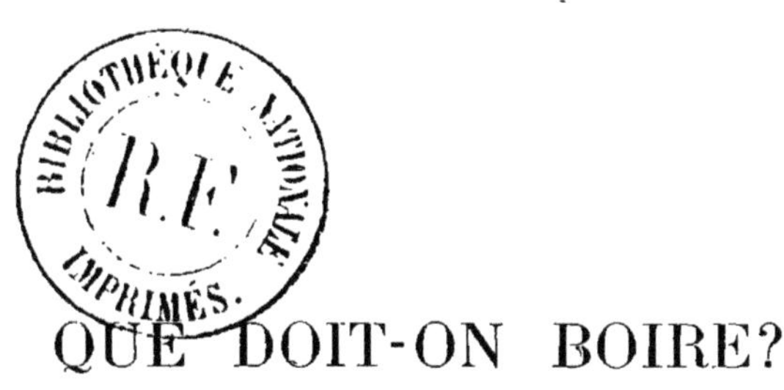

QUE DOIT-ON BOIRE?

PUBLICATIONS DE LA SOCIÉTÉ FRANÇAISE D'HYGIÈNE

QUE DOIT-ON BOIRE ?

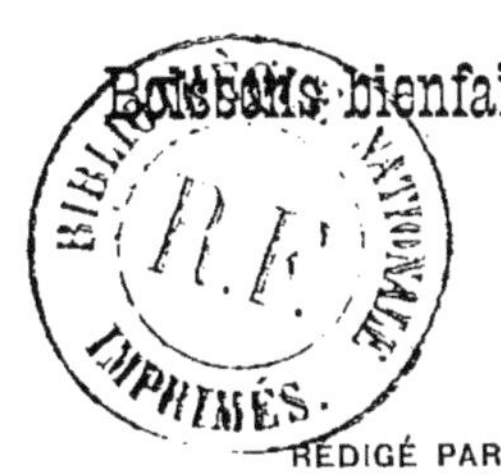

Boissons bienfaisantes — Boissons à redouter

Falsifications

RÉDIGÉ PAR UNE COMMISSION DE LA SOCIÉTÉ

Dr LADREIT de LACHARRIÈRE

ET

A. JOLTRAIN

RAPPORTEURS

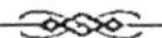

PARIS

AU SIÈGE SOCIAL DE LA SOCIÉTÉ
Hôtel des Sociétés Savantes
28, RUE SERPENTE, 28

A. MALOINE
Éditeur
25, RUE DE L'ÉCOLE-DE-MÉDECINE

1902

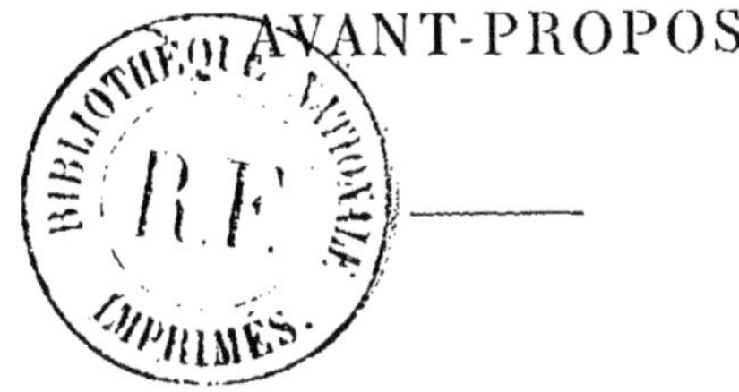

AVANT-PROPOS

Dans sa séance du 8 février 1901, la Société Française d'Hygiène, sur la proposition de son président, M. le Dr Ladreit de Lacharrière, approuvait la mise au concours de la question suivante :

Que doit-on boire?

Boissons bienfaisantes. — Boissons à redouter.

Falsifications.

Alors que l'alcoolisme, malheureusement si répandu, est reconnu aujourd'hui comme jouant un rôle si important et si désastreux dans la propagation de la tuberculose, le sujet choisi paraissait d'une saisissante actualité.

La Commission nommée par la Société Française d'Hygiène pour examiner les mémoires et attribuer les récompenses était composée de :

MM. Ladreit de Lacharrière, président; Degoix et Foveau de Courmelles, vice-présidents; Blayac, Bouillet, A. Charlier, Ferdinand-Jean, Lematte, Rouxel et Joltrain, rapporteur.

Après que chaque membre eut fait une lecture attentive des quinze mémoires envoyés au concours, la Commission proposa, à l'unanimité des voix, de décerner les récompenses suivantes :

Médaille d'or.

M. le Dr DOMMARTIN, médecin-major à l'hôpital de Batna (Algérie).

Médaille de vermeil.

M. le Dr Jules BAUZON, médecin en chef de l'hospice Saint-Louis, à Chalon-sur-Saône.

Médailles d'argent.

MM. Alfred PAGNIELLO, de Melfi (Italie);
Charles VALERY, externe des hôpitaux de Paris;
E. RIGAUX, professeur départemental d'agriculture à Mende (Lozère).

Médailles de bronze.

MM. Léopold JOLLY, pharmacien à Paris;
Ch. GÉRIER, professeur à l'école départementale d'instituteurs à Alençon (Orne);
Jean-Baptiste LAVIALLE, instituteur à Sanas, près Juillac (Corrèze).

Utilisant alors les précieux matériaux de ces importants mémoires, la Société a confié à MM. Ladreit de Lacharrière et Joltrain le soin de rédiger la présente brochure, qui devient ainsi l'œuvre de la Société Française d'Hygiène.

LE SECRÉTARIAT.

QUE DOIT-ON BOIRE ?

CHAPITRE PREMIER

CONSIDÉRATIONS GÉNÉRALES SUR LA SOIF ET LE ROLE DES BOISSONS

Il est physiologiquement démontré, d'une part, que l'assimilation des aliments solides exige l'absorption simultanée d'un liquide qui en facilite la digestion ; d'autre part, que le sang ne peut être maintenu à l'état de liquidité et les divers tissus conserver l'état de cohésion nécessaire à l'accomplissement des fonctions organiques que grâce à la présence d'une certaine quantité d'eau. Chaque fois que les pertes de l'organisme atteignent un certain degré, une sensation particulière nous avertit de la nécessité de l'acte réparateur. C'est ce qu'on appelle la sensation de la soif.

Cette sensation a, pour se manifester, l'exquise sensibilité des muqueuses de l'entrée des voies digestives. Satisfaite, elle s'accompagne de plaisir, au-delà, elle rencontre la satiété. Mais, tandis que l'animal s'arrête avant l'excès, l'homme s'abandonne au plaisir du sens du goût, et, pour répondre aux exigences de ses besoins factices, élargit sans cesse le gouffre empoisonné où va sombrer sa santé physique et intellectuelle.

Le but fondamental des boissons, celui sur lequel on ne saurait trop insister, est de restituer à l'économie, sous les formes les plus diverses, la quantité d'eau qu'elle a perdue par évaporation ou par excrétion. L'eau joue en effet, dans la nutrition un rôle considérable. Elle représente en poids les quatre cinquièmes du corps humain. Par la quantité pondérale qu'en renferme le plasma sanguin, elle préside à tous les échanges nutritifs; mais éliminée sans cesse par le système glandulaire (reins, poumons, glandes sudoripares, etc.), dans la proportion de 2.000 à 3.000 grammes par jour, elle doit être restituée à l'organisme dans les mêmes proportions. Et si nous en empruntons à cet effet une faible partie aux aliments solides qui forment la base de notre alimentation habituelle, c'est le rôle des boissons de nous en fournir la presque totalité.

On peut donc définir les boissons :

« Des matériaux liquides destinés d'abord à réparer les pertes d'eau, élément nécessaire à la vie cellulaire; destinés accessoirement à servir de véhicules à certains éléments solubles, et plus accessoirement encore à faire cesser cette sensation de la soif dont on a pu dire qu'elle était le plus impérieux de tous nos besoins. »

Le choix des boissons joue un rôle considérable dans l'alimentation. Si nous ne sommes pas toujours maîtres d'éloigner les causes des maladies qui tiennent à la constitution de l'air, il nous est facile de régler notre alimentation à notre volonté.

Les considérations qui précèdent démontrent combien il est important de chercher à résoudre cette question :

Que doit-on boire ?

Posée sous cette forme, la réponse ne saurait être résolue toutefois par une simple phrase. Le même conseil ne saurait convenir au petit enfant et au vieillard, à l'habitant des régions tempérées et à celui des zones tropicales ou boréales, au pionnier de la terre et à l'artisan de la pensée.

La réponse doit s'adapter aux âges, aux sexes, aux professions, aux latitudes, aux tempéraments. On doit également envisager les questions subsidiaires de modalité, de quantité et de température.

Pour l'enfant au berceau, il n'y a ni discordance ni dissonnance. Tous les hygiénistes sont unanimes pour reconnaître que la seule boisson doit être le lait. On ne saurait trop combattre cette habitude de certains parents, aussitôt que bébé peut assister aux repas, de lui faire boire du vin, du café, parfois même des liqueurs alcooliques. Les effets de l'alcool sur le système nerveux sont déplorables à tous les âges, mais c'est surtout dans la première enfance qu'ils sont détestables. Jusqu'à deux ans, l'enfant ne devrait connaître que le lait et l'eau sucrée, et ce n'est que vers l'âge de quatre à cinq ans que nous voudrions voir entrer dans l'alimentation l'eau rougie.

Avant d'étudier les divers liquides que l'homme raisonnable doit boire, on peut considérer comme admis que l'eau et les boissons hygiéniques doivent uniquement faire partie de son alimentation.

Nous devons maintenant examiner cette autre question : Quelle quantité journalière de liquide faut-il boire?

Les appréciations des hygiénistes varient. Rien n'est absolu. Telle personne se contente d'un demi-verre à chaque repas, telle autre ne sera pas désaltérée avec une quantité beaucoup plus grande.

Faut-il donc boire à sa soif? Oui et non! Oui, si l'on est raisonnable; non, si, par suite d'entraînement, on est arrivé à absorber des quantités exagérées. Au demeurant, le résultat de la digestion doit être là pour nous diriger.

Buvons donc lentement, en gourmets, et non en gloutons! Apprécions ce que nous buvons et permettons à nos glandes buccales de s'imbiber, et au liquide de prendre la température de la bouche avant d'arriver en trop grande quantité dans l'estomac.

Un proverbe dit qu'il faut boire sept fois en mangeant un œuf; c'est pour nous rappeler qu'il faut boire par petites gorgées.

Faut-il boire chaud, froid ou frais? en été, en hiver?

Les boissons tièdes sont indigestes et produisent l'anoréxie. Les boissons chaudes exercent sur l'estomac une action excitante. Elles sont utiles à la fin d'un repas sous forme d'infusions légères.

Les boissons trop froides sont dangereuses quand elles sont ingurgitées rapidement et en quantité. On a cité un certain nombre d'accidents mortels, à la suite d'ingestion de liquides froids bus trop vite par des personnes en transpiration, et surtout à jeun. Il est bon de boire frais, mais on ne doit mélanger de la glace à sa boisson qu'aux repas et avec une grande réserve.

Devrons-nous boire davantage en été qu'en hiver?

Nous boirons certainement plus en été pour maintenir l'équilibre des fonctions rénales et compenser l'évaporation sudorale cutanée, et l'exhalation de la vapeur d'eau qui augmente avec l'état de sécheresse et la température. Toutefois il est très important de résister au désir de boire en très grande quantité. On ne saurait trop insister sur l'utilité de ne boire que le plus rarement possible entre les repas. Il ne faut pas perdre de vue que les ingestions de liquide trop fréquentes peuvent provoquer des troubles des fonctions de l'estomac.

Il est difficile d'ailleurs d'indiquer une règle générale. On ne saurait recommander une ration égale pour l'homme et pour la femme, pour le bureaucrate et pour le terrassier.

L'homme qui travaille en plein air, dont les muscles sont constamment en effort, devra absorber et utiliser plus de liquide que celui qui se livre à des occupations sédentaires. Puisse-t-il seulement avoir toujours recours à des boissons saines et hygiéniques !

L'alcool ne convient à aucune profession. Il doit être exclu d'une façon générale, mais son action est encore plus désastreuse chez les sédentaires. Les hommes de lettres, les employés, les intellectuels doivent être excessivement sobres s'ils veulent ménager leurs centres nerveux.

Parmi les boissons hygiéniques, il convient évidemment de faire un choix. Mais ce choix ne saurait être imposé à tous les pays, la même boisson ne pouvant convenir sous toutes les latitudes. Chaque région a une boisson spéciale presque nationale, adaptée au climat, aux mœurs et aux habitudes. Cette boisson a toujours pour elle les meilleures raisons économiques.

De ces aperçus rapides nous devons donc conclure qu'il faut s'en tenir rigoureusement aux boissons hygiéniques, et n'en faire usage qu'avec modération, boire le moins possible entre les repas, s'abstenir surtout des apéritifs et des liqueurs alcooliques qui tuent l'intelligence et le corps, et dont l'influence néfaste se continue chez les descendants pour en faire des dégénérés.

CHAPITRE II

QUE DOIT-ON BOIRE? — BOISSONS BIENFAISANTES

Notre organisme ayant besoin de liquide, l'eau est physiologiquement la seule boisson qui nous soit indispensable. Elle est la plus commune et peut-être la plus employée. Elle paraît avoir été créée pour abreuver tout ce qui a vie; plantes et animaux. En dehors de son emploi comme boisson elle entre dans la plupart de nos aliments.

Froide et pure, l'eau pourrait suffire à toutes nos exigences. Est-ce à dire qu'elle soit la seule boisson que doivent recommander les hygiénistes? Telle n'est point notre pensée! Il faut savoir compter avec les habitudes sociales, les traditions séculaires qui ont contribué à établir la constitution physique et le génie de chaque peuple.

Recommander de ne boire que de l'eau serait un conseil qui resterait sans écho, car l'homme a contracté des habitudes qui sont devenues des besoins auxquels il ne veut pas se soustraire; mais l'hygiéniste ne doit pas tenir compte des fantaisies qui peuvent être nuisibles. Il ne doit tolérer la satisfaction du sens du goût, cette sensation de bien-être et d'excitation, cette appétence particulière que donnent certaines boissons qu'à la condition qu'elles n'aient rien de nuisible; l'hygiéniste ne vise point à faire de la science pure, mais il doit se placer sur un terrain essentiellement pratique, faire écouter ses conseils, convaincre les masses, s'il le peut, et permettre enfin ainsi à chacun d'éviter les dangers redoutables qui peuvent compromettre sa santé.

Loin de penser que l'eau soit l'unique boisson à recommander, nous considérons les boissons hygiéniques non seulement comme utiles, mais même comme un complément et un supplément alimentaire indispensable au bien-être et à la santé de l'individu. Il faut en faire un choix judicieux, boire toujours avec modération, pour satisfaire au besoin et non à la passion; en un mot : User sans jamais abuser.

Cet opuscule mettra au point cette question si importante, en rendant leur juste place aux boissons hygiéniques, et en particulier à nos bons vins de France auxquels nous devons la force de notre race et cette gaieté française qui n'est pas incompatible au jour des épreuves, avec l'esprit de dévouement poussé jusqu'au sacrifice.

La boisson bienfaisante idéale serait évidemment celle qui maintiendrait, d'une façon à peu près constante, les liquides de l'économie dans un parfait équilibre, sans perte ni apport de matériaux nuisibles et sans fatigue pour les organes. Mais, comme semblable formule n'existe pas, les boissons bienfaisantes seront celles qui se rapprocheront le plus de ce desideratum. Sont dans ce cas toutes les boissons qui, portées dans la circulation générale, se mêlent au sang, en augmentent le volume, en diminuent la consistance, en régularisent les fonctions, en favorisent les différentes secrétions par lesquelles l'eau s'élimine de l'organisme.

C'est en nous basant sur ces principes que nous allons examiner quelles sont les boissons que l'on peut considérer comme bienfaisantes, et que nous les classerons en cinq catégories : I. Boissons naturelles ; eau et eaux minérales ; — II. Boissons fermentées ; — III. Boissons aromatiques ; — IV. Boissons rafraîchissantes ; — V. Boissons alimentaires.

I. — Eau. — Eaux minérales.

Eau. — L'eau est de tous les liquides celui qui se présente le premier à notre examen. Elle ne fatigue pas l'estomac dans lequel elle séjourne fort peu. Facilement absorbable sur toute la longueur du tube digestif, elle ne modifie pas sensiblement la tension sanguine en vertu de de la rapidité de son élimination par les reins.

Mais la combinaison chimique de deux volumes d'hydrogène et d'un volume d'oxygène est loin de répondre à tous les desiderata de la physiologie et de l'hygiène. Nous trouvons en effet dans *l'Annuaire des eaux de France*, cette définition restée classique : « Une eau peut être considérée comme bonne et potable, quand elle est fraîche, limpide, sans odeur; quand sa saveur est très faible, qu'elle n'est surtout ni désagréable, ni fade, ni salée, ni douceâtre, quand elle contient peu de matières étrangères, quand elle renferme suffisamment d'air en dissolution, quand elle dissout le savon sans former de grumeaux, et qu'elle cuit bien les légumes. » L'hygiène est aujourd'hui plus exigeante.

Au point de vue chimique, l'eau doit renfermer environ 1 gramme par litre de carbonate de chlorure alcalin. Au dessous de $0^{gr},50$ par litre, elle devient indigeste; au-dessus de 1 gramme, surtout si elle renferme du sulfate de chaux, elle est dite séléniteuse.

Au point de vue miscroscopique, l'eau est considérée comme pure lorsqu'elle contient par centimètre cube moins de mille micro-organismes, médiocre quand elle en contient moins de dix mille; impure au-delà. Mais il faut remarquer que parmi ces proto-organismes, s'il y en a de nuisibles, d'autres sont utiles, les diatomées, par exemple, qui aèrent l'eau.

Il résulte des considérations ci-dessus que tous les avantages d'une bonne eau potable se trouvant rarement réunis dans un même échantillon, il n'y aura pas une eau potable mais un nombre infini d'eaux différentes, caractérisées chacune par la prédominance d'un des caractères requis ou par la coexistence constante de quelques-unes de ces qualités, à l'exclusion des autres.

Les données de l'analyse biologique sont encore venues jeter le trouble dans la question. Il est universellement admis aujourd'hui qu'en outre de son rôle physiologique, l'eau possède une influence pathogénique indiscutable. Elle jouit de la fâcheuse propriété de conserver pendant un certain temps, à l'abri d'une mort certaine, les spores et les bactéries, de disséminer facilement les germes et d'être un milieu naturel, souvent propice à la pullulation de certains microbes pathogènes.

Il en est surtout ainsi des eaux qui, de par leur origine, drainent des couches de terrain sus-jacentes à une profondeur de six mètres. La pollution se traduit alors par un bouleversement profond de la composition chimique de l'eau et par une floraison maxima des germes plus ou moins virulents empruntés aux terrains infiltrés. C'est ainsi qu'à côté des agents du parasitisme grossier décelables à l'œil nu ou à la loupe, le microscope nous révèle trop souvent dans les eaux naturelles la présence d'infusoires, de bactéries banales, et de bactéries nettement pathogènes.

Il est intéressant de noter que la glace peut conserver le bacille typhique pendant plus de cent quatre-vingt-dix jours et que le sol peut le recéler pendant des mois.

L'eau est le véhicule privilégié des principes les plus morbides, comme des éléments les plus salutaires. Les bacilles meurtriers s'y développent, s'y reproduisent et y pullulent à l'aise en un temps très court.

On comprend, d'après cela que la santé générale d'un pays, la longévité de ses habitants, l'absence ou la fréquence de certaines infirmités, et quelquefois même de grandes épidémies, dépendent en partie, dit A. Jacquemart, de la qualité des eaux qu'on y boit habituellement. Lors de la première invasion du choléra en France, de graves désordres se sont produits dans certaines communes au détriment de personnes faussement accusées d'avoir empoisonné les puits. La science a montré que cet empoisonnement peut être réel, mais qu'au lieu d'être le produit de la malveillance, il résulte seulement de l'incurie ou du manque de soin des habitants.

Combien de maladies épidémiques telles que la diphtérie, le choléra, et surtout la fièvre typhoïde, voyons-nous aujourd'hui éclater et se propager dans certaines contrées, dans des villes, même dans des communes de moindre importance, dont on peut dire à coup sûr que la cause de la contamination et de la propagation se trouve dans les eaux mises à la disposition des habitants!

Il importe donc au plus haut point d'apporter la plus grande attention sur la nature et surtout sur l'origine de l'eau dont on fait usage pour l'alimentation. Le voisinage des fosses d'aisances non étanches, des fumiers, l'enfouissement des cadavres d'animaux, etc., sont les causes les plus fréquentes de l'empoisonnement des eaux. Et à ce point de vue, il n'est pas téméraire d'affirmer que les eaux de puits, si facilement contaminées par les infiltrations, doivent toujours être considérées comme dangereuses, ou tout au moins suspectes. Cela est vrai surtout pour les petites villes et les villages, où les fumiers sont partout disséminés, où les fosses d'aisances, quand il en existe, sont établies sans aucun souci des règles les plus élémentaires de l'hygiène.

L'eau chimiquement pure, ou *eau distillée* ne convient pas à l'organisme végétal ou animal : elle n'apaise pas la soif et nuit aux plantes qu'elle humecte.

L'*eau de pluie* excepté celle des orages, est la plus pure des eaux potables, lorsqu'elle est utilisée immédiatement, et à la condition toutefois qu'elle ait été recueillie dans des conditions de propreté scrupuleuse. Quelquefois il est difficile de la recueillir dans ces conditions et surtout de la conserver. Aussi doit-on apporter le plus grand soin au nettoyage des citernes qui sont d'un usage immémorial, qui sont utilisées partout où il n'existe pas de sources, mais pour lesquelles l'hygiène moderne doit imposer des soins tout particuliers.

Les *eaux de neige et de glace* contiennent davantage d'oxygène, mais moins d'acide carbonique que les eaux de pluie. Elles sont malsaines et lourdes.

Les *eaux de sources et de rivières* ne sont que des eaux pluviales qui ont pénétré dans le sein de la terre, et qui après s'être rassemblées forment des courants souterrains donnant naissance aux sources et aux rivières. Leurs qualités dépendent de la nature des terrains qu'elles traversent; celles des pays granitiques sont préférables à celles des contrées calcaires.

Les eaux de rivières ne peuvent être généralement recommandées en raison de la pollution très fréquente des cours d'eau par les déjections d'immondices, d'eaux ménagères, de matières fécales, et des résidus provenant des fabriques ou des usines situées sur le parcours.

Les eaux de sources et de fontaines sont préférables à celles des rivières et des ruisseaux, bien qu'elles soient moins aérées.

Les *eaux des lacs* sont également plus recommandables, quant à celles des *mares* et des *fossés* elles sont extrêmement pernicieuses.

Les *eaux de puits*, en dehors des inconvénients dont nous avons parlé plus haut, sont souvent séléniteuses. Le sulfate de chaux qu'elles tiennent alors en solution les rendent impropres à la boisson. Elles ne peuvent servir ni à la cuisson des légumes ni au blanchissage.

Les *puits artésiens* donnent une eau généralement salubre.

En résumé l'eau de source, dans la plupart des cas, doit être considérée comme la plus recommandable à tous les points de vue. C'est celle qui, par sa composition et par sa pureté, répond le plus à toutes les qualités exigées pour une bonne eau potable; mais il est évident qu'elle n'est pas toujours à la disposition de tous.

Quand on ne peut avoir que de l'eau d'une qualité douteuse, il est indispensable de la soumettre au filtrage, ou à l'ébullition avant de s'en servir.

La science doit à l'école de Pasteur une importante collection de procédés de filtration aussi rationnels et aussi ingénieux que possible.

Depuis la pratique ancienne de l'ébullition simple jusqu'aux appareils les plus compliqués de Rouart, Geneste et Herscher, depuis l'élémentaire décantation jusqu'aux filtres de Bishop, de Chamberland, de d'Arsonval, toute une gamme des plus variées a été heureusement parcourue par les constructeurs et les savants.

Eaux minérales. — Les eaux minérales peuvent être divisées en deux catégories : les eaux médicinales et les eaux de table, naturelles ou artificielles.

Nous n'avons pas à nous occuper ici des premières. Il ne doit en être fait usage que sur l'indication du médecin. la quantité et la nature des sels qu'elles contiennent peuvent être utiles pour le traitement de certaines maladies, mais ne sauraient convenir à l'homme sain.

Elles sont pour la plupart trop riches en principes franchement médicamenteux, et par conséquent nuisibles à l'estomac normal.

Nous ne devons donc parler que des eaux minérales dites de table, c'est-à-dire de celles qui sont faiblement alcalinisées et gazeuses.

De nos jours ces eaux sont entrées dans la consommation courante, et il est peu de tables, surtout en été, où elles ne trouvent leur place. Elles peuvent rendre de grands services et remplacent avantageusement les eaux de sources ou de puits plus ou moins suspectes, même lorsqu'elles sont fabriqués artificiellement, grâce aux appareils perfectionnés dont elles sont l'objet. Elles nous donnent des eaux plus sûres, car elles doivent être filtrées. Le coefficient des micro-organismes y est sensiblement atténué.

A doses modérées et passagères, leur usage ne présente pas d'inconvénient. Leur mélange avec les boissons hygiéniques, le vin par exemple, est agréable, désaltère sous un petit volume. La quantité des liquides absorbés est donc diminuée.

Mais à doses fortes et fréquentes, elles finiraient par rendre la muqueuse gastrique paresseuse; puis par l'irriter. On les a accusées de favoriser la dilatation de l'estomac.

Cette observation s'applique surtout aux eaux minérales contenant une assez forte quantité d'acide carbonique, notamment à l'eau de seltz fabriquée artificiellement, dont l'usage est le plus répandu, en raison même du prix peu élevé auquel les fabricants peuvent la livrer.

D'autre part, on ne saurait trop appeler l'attention sur le soin minutieux qui doit présider à la fabrication des eaux de seltz. Si les appareils qui servent à cette fabrication ne sont pas tenus en constant état de propreté, si l'étamage, qui doit toujours être fait à l'étain fin, n'est pas suffisamment surveillé, si les produits employés pour la production de l'acide carbonique ne sont pas absolument purs, l'eau de seltz contiendra des sels de cuivre ou de plomb qui seront très préjudiciables à la santé.

Depuis quelques années d'ailleurs, d'importantes amé-

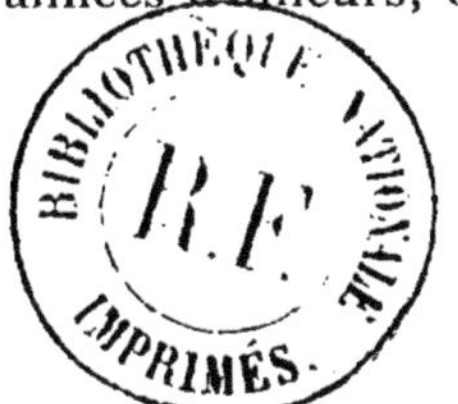

liorations ont été apportées dans cette industrie. Un grand nombre de fabricants n'emploient plus aujourd'hui que l'acide carbonique liquide qui, en permettant de charger directement les siphons, supprime les inconvénients que nous venons de citer. C'est un procédé qu'on ne saurait trop encourager. Ajoutons que pour toutes les eaux minérales fabriquées artificiellement, il est indispensable de ne se servir que d'eaux de sources préalablement filtrées et pasteurisées.

II. — Boissons fermentées.

L'usage des boissons fermentées remonte à la plus haute antiquité. Les premières connues furent l'hydromel, le vin et la bière. Par la suite leur nombre s'est considérablement accru, tous les végétaux amylacés et sucrés ayant été successivement employés dans le but d'en tirer des liquides agréables au palais. Il serait long d'énumérer ici toutes celles qui sont consommées actuellement dans les différentes parties du monde. Nous devons donc nous borner à retenir celles dont on fait usage dans les pays civilisés, à savoir : le vin, le cidre, la bière.

Le Vin. — De toutes les boissons fermentées, le vin est la plus commune, la plus importante au point de vue de la consommation, la plus utile lorsqu'on en fait un usage modéré, en même temps que la moins nuisible, lorsqu'on en fait un abus.

C'est du vin que nous nous occuperons surtout. D'ailleurs ce que nous en dirons pourra s'appliquer également, en grande partie, à ses deux succédanés, le cidre et la bière. Tous les trois, lorsqu'ils sont à l'état de produits naturels, possèdent certaines propriétés alimentaires et toniques ; ils renferment des matières extractives azotées, du glucose, des sels et de l'alcool.

Ces substances ne sont ni indifférentes, ni nuisibles. La chimie nous montre même qu'elles sont bienfaisantes. L'alcool seul, qui pourrait être considéré comme funeste, y apparaît dans un état de dissolution tel qu'il ne possède plus aucun effet nuisible appréciable. On lui reconnaît même des propriétés stimulantes, à la condition toutefois

— on ne saurait trop insister sur ce point — que l'usage des boissons qui en contiennent soit modéré.

La consommation du vin, du cidre et de la bière est générale dans toutes les classes de la société et se combine à l'alimentation habituelle d'un grand nombre de gens dont l'état de santé ne laisse rien à désirer. L'expérience est là, datant de plusieurs siècles, pour démontrer que ces boissons n'ont jamais eu d'influence nocive sur la santé de l'homme.

Il pourrait paraître étrange qu'il faille encore plaider leur cause et que ces boissons aient besoin de défenseurs.

Cependant Hippocrate est mort depuis longtemps, lui qui déclarait que « le vin est chose merveilleusement appropriée à l'homme, si, en santé comme en maladie, on l'administre avec à propos et juste mesure, suivant la constitution individuelle ».

Le psaume IV de David avait déjà dit :

« Les peuples se sont multipliés par l'abondance de leur froment, de leur vin et de leur huile » et plus loin le prophète-roi louait le Seigneur d'avoir fait sortir du sein de la terre le vin qui « réjouit le cœur de l'homme ». La Bible est pleine d'allusions à l'excellence du vin, et aux sources mêmes de l'humanité, le vin tient une large et honorable place dans l'alimentation des peuples.

Liebig professait que « le vin n'est surpassé par aucun produit naturel ou factice, comme moyen de réconfortation quand les forces vitales sont épuisées. Il anime et ravive les esprits aux jours de tristesse ; il corrige et compense les effets des perturbations de l'économie à laquelle il sert même de préservatif contre les troubles passagers causés par la matière inorganique ».

Bouchardat reconnaît que « la complexité des matériaux qui entrent dans la composition du vin et qui, à certains égards, se rapprochent de ceux de l'organisme humain rend bien compte de son action restaurante ».

Enfin le Dr Legrain s'exprime ainsi : « Autant l'alcool et les spiritueux artificiels sont dangereux pour la santé publique, autant les boissons naturelles doivent être considérées comme favorables à l'hygiène ».

D'un autre côté, M. Roos, directeur de la station œnologique de l'Hérault, a voulu se rendre compte des effets du vin introduit dans l'alimentation des animaux. Il a choisi des cobayes pour ses expériences qui ont été commencées le 9 avril 1900 et se continuent encore actuellement. Il a introduit une dose connue de vin dans l'alimentation d'un certain nombre de cobayes. D'autres animaux de la même espèce recevaient la même alimentation, vin excepté.

Dans l'espace d'une année à peu près, quatre couples au régime du vin ont donné trente produits, soit 7,5 par couple. Deux couples témoins ont donné neuf produits, soit 4,5 par couple. Sur les descendants des premiers, il y a eu sept morts ; on en compte deux sur les autres. Cela établit une mortalité de 23,2 0/0 dans le premier cas et de 22 dans le second. De plus, pour rechercher si le vin avait par lui-même une valeur alimentaire notable, M. Roos a soumis pendant un mois deux cobayes non adultes à un régime insuffisant pour assurer leur développement normal.

« L'un recevait par jour 5 grammes de son de blé mouillé de 10 centimètres cubes d'eau ; l'autre une ration identique, mais mouillée de 5 centimètres cubes de vin rouge à 20 0/0 d'alcool et de 5 centimètres cubes d'eau. Au bout d'un mois, le cobaye au régime du vin avait augmenté de 17 grammes ; l'autre, de 9 grammes seulement. Ce dernier est mort d'ailleurs quatre ou cinq jours après la fin de l'expérience. L'autre est bien portant ».

Rien ne saurait infirmer toutes ces assertions. Cependant, malgré une expérience quasi préhistorique, le vin, en tant que boisson bienfaisante s'est trouvé menacé. Certains hygiénistes ont cru pouvoir lui imputer un certain nombre de méfaits.

Nous répéterons que l'action du vin, comme celle des autres boissons fermentées, ne peut avoir que des effets salutaires, lorsqu'il est pris d'une façon modérée et qu'il intervient dans le régime alimentaire, à titre de supplément ou de complément. Dans ces conditions il ne peut être toxique.

D'ailleurs la dose toxique de l'alcool dilué dans le vin n'est pas scientifiquement déterminée, et selon toutes probabilités elle varie dans d'assez grandes limites selon les tempéraments, l'âge, la constitution des consommateurs.

Quand à la teneur des vins en alcool, elle diffère suivant les crus. Certains vins n'en renferment pas plus de 3 à 4 0/0, tandis que d'autres en contiennent jusqu'à 14 0/0. Il est admis aujourd'hui que l'homme peut sans dommage absorber en vingt-quatre heures, un gramme d'alcool par kilogramme de son poids, et que cet alcool est en partie éliminable, et en partie assimilable. Ce chiffre paraît accepté par la plupart des hygiénistes. Aussi fixe-t-on à UN LITRE environ par jour, la consommation que peut en faire sans effets nocifs appréciables, un adulte du poids moyen de 70 kilogrammes.

Pris à cette dose le vin produit une stimulation générale qui se manifeste par l'accélération du pouls et l'accroissement momentané de la force corporelle. C'est surtout pour l'ouvrier, le paysan et le soldat, qui se trouvent soumis à tant d'influences déprimantes, et n'ont pas toujours une nourriture suffisamment réconfortante que le vin, *pris comme adjuvant,* est un précieux auxiliaire de l'alimentation.

Non pas qu'il faille le considérer comme un aliment très nutritif, car un litre de vin ne renferme pas plus de $0^{gr},40$ de carbone et $0^{gr},15$ d'azote, et sa teneur en matières albuminoïdes est trop faible pour que l'on puisse tenir réellement compte de sa valeur alimentaire. Mais c'est un stimulant actif des fonctions digestives. Introduit dans l'estomac, il fait éprouver à l'épigastre une agréable sensation de chaleur; il aide à la digestion et produit un réel bien-être. Le moral réconforté oublie la fatigue et l'obligation du labeur quotidien est agréablement allégée.

Au-dessus d'UN LITRE PAR JOUR pour un adulte, le vin devient nuisible, *surtout lorsqu'il est absorbé à jeun.* Il procure un degré de stimulation factice. Suivant les prédispositions individuelles liées elles-mêmes à un degré d'hérédité alcoolique, les vins blancs, rouges ou champagnisés peuvent produire l'ivresse, premier terme d'une chaîne ininterrompue qui mènera fatalement à l'alcoolisme chronique. Mais il convient de remarquer que l'alcool n'est pas le seul coupable de l'intoxication alcoolique. Il faut aussi incriminer certains principes acides, tels que les sels de potasse et les huiles essentielles du vin, dont l'action entrave les fonctions de l'estomac et produit des lésions sur le foie.

Le Pr Lancereaux, qui s'est occupé spécialement de la question, va jusqu'à considérer les sels de potasse comme les seuls facteurs étiologiques de la cirrhose hépatique. Les recherches expérimentales de Hugounencq et de Peters sont venues corroborer jusqu'à un certain point ces conclusions.

Ainsi il est difficile d'infirmer les assertions de la majorité des auteurs sur les bienfaits du vin naturel, pris à doses modérées. Mais dans la réalité de la vie pratique, les vins livrés à la consommation sont trop souvent adultérés à l'aide de substances nuisibles. Il ne faudrait pas exagérer cependant, comme on l'a fait, pendant ces dernières années la fréquence et la variété de ces sophistications.

Grâce à une surveillance de plus en plus active, les anciennes pratiques du salicylage et du plâtrage ont presque complètement disparu.

La production du vin est une des principales richesses de la France. On évalue à 50 millions d'hectolitres la récolte de 1901; celle de 1900 dépassait 67 millions d'hectolitres. La consommation de ce produit, aussi bien chez nous qu'à l'étranger, est considérable. Lorsque le phylloxera eut accompli son œuvre de destruction, on ne produisait plus en France que relativement peu de vin; mais l'on était tellement habitué à cette boisson nationale qu'il en fallait quand même. On a dû en prendre partout; et ce qui est plus grave, on en a surtout fabriqué.

De 1875 à 1889 une partie importante du vin consommé n'avait de cette boisson que le nom et l'aspect extérieur. Le vinage ou alcoolisation du vin naturel se pratiquait sur une grande échelle, avec des alcools de basse qualité, et essentiellement toxiques. Ces vins importés de l'étranger pesaient 15°,9 d'alcool, c'est-à-dire le maximum autorisé,

En 1889, une circulaire ministérielle interdit le passage en douane des vins vinés ou alcoolisés. Cette mesure fit tomber de 2°,8 le degré moyen des vins importés. Cette chute appliquée seulement aux vins importés annuellement par le port de Cette, représente une quantité de 110.000 hectolitres d'alcool à 100°.

Or l'alcool ajouté était de basse qualité; il se vendait en effet à Valence (Espagne) à raison de 26 francs l'hectolitre, soit au même prix que le vin. Si, prenant le port de Cette comme point de comparaison, l'on évalue les quantités importées par les autres ports français, on peut se rendre compte de l'influence qu'un tel état de choses pouvait avoir sur la santé publique.

Les hygiénistes, les médecins, ont pu être un instant abusés. Ils ont cru avoir affaire à des alcooliques de vin, tandis qu'ils n'avaient devant les yeux que des intoxiqués par le fait d'alcools de basse qualité, d'origine étrangère au vin.

Il est bien évident que les vins alcoolisés ne sont pas de véritables vins et constituent une boisson dangereuse, surtout lorsque l'usage en est constant ou fréquemment répété.

La fabrication des vins était donc dangereuse en ce sens qu'elle pouvait donner lieu à de véritables intoxications. Si cet état de choses avait dû persister, il aurait fallu renoncer, par mesure de salubrité publique, à l'usage des pseudo-vins dont nous étions inondés.

Heureusement la production nationale viticole est telle aujourd'hui, que la fraude n'a plus sa raison d'être. D'autre part il s'est fondé beaucoup de syndicats de propriétaires de vignobles, ayant pour but d'assurer la vente directe du producteur au consommateur, afin d'éviter l'intermédiaire du marchand de vin que l'on soupçonne — souvent à juste titre — de se livrer à des manipulations inavouables.

Nous ne nous étendrons pas sur la composition chimique du vin, ni sur les modifications apportées aux différents crûs par leurs éléments constitutifs. Il nous suffira de retenir que, des nombreux éléments intervenant dans sa composition, les trois plus importants, ceux auxquels il doit la plus grande part de ses propriétés bienfaisantes sont l'alcool, le tanin et certains sels. De leur proportion relative dépendent les propriétés particulières de chaque espèce, propriétés qui les rendent plus ou moins estimés comme vins de table, plus ou moins propres à certains tempéraments.

Scientifiquement, les vins peuvent se classer en vins secs, liquoreux et sucrés, et en vins mousseux.

Les vins secs comprennent, comme types, les vins de Bourgogne et de Bordeaux; ils sont légèrement acides et astringents, légers et transparents.

Les vins liquoreux sont additionnés d'une assez grande quantité de sucre, ce qui les rend alcooliques et doux. Ce sont les vins de Malaga, Frontignan, etc.

Les vins mousseux, généralement blancs, ont conservé par un artifice de fermentation, ou par addition de sucre candi, de l'acide carbonique sous forte pression. Tels sont les vins de Champagne ou les mousseux de tous les pays.

Physiologiquement, les vins rouges sont toniques par excellence. Leur pouvoir enivrant n'est pas nécessairement en rapport avec l'alcool qu'ils renferment, mais plutôt avec les principes éthérés qui y sont contenus.

Les vins blancs, mis à la mode depuis quelques années, passent pour être plus légers, plus digestifs, on les croit moins faciles à falsifier. C'est là une erreur dont il faut désabuser le public. La plupart des vins blancs ordinaires ne sont que des vins rouges décolorés avec de l'acide sulfureux, le battage ou le noir animal. Une grande quantité est le produit de la fermentation des fruits sucrés. L'usage de ces vins ainsi fabriqués ne saurait être indifférent pour la santé. Ils sont connus principalement pour leurs effets excitants; en revanche, ils ralentissent beaucoup moins, d'après Hugounencq, l'action de la pepsine dans la digestion stomacale. On les a conseillés contre l'obésité. En tous cas nous ne saurions recommander que les petits vins légers, peu alcooliques, qui agissent surtout comme diurétiques.

Les vins mousseux provoquent la joie et la gaieté, inséparables des toasts. Par le bruit des bouchons et le pétillement des gaz, ils excitent les esprits et réjouissent les cœurs. A côté de ces vertus factices, les vins mousseux rendent de signalés services à nombre de malades dont l'estomac affaibli ne peut supporter d'autres boissons

En résumé nous n'hésitons pas à classer le vin parmi les boissons bienfaisantes, mais — nous ne saurions trop le répéter — à la condition expresse qu'il en soit fait un usage modéré, qui ne doit pas excéder la dose d'un litre par jour, qu'il soit pris seulement pendant les repas, et jamais à jeun.

Et s'il est vrai que, suivant un dicton populaire, un peu de vin donne des forces, il ne faut pas oublier que trop de vin les fait perdre.

La Bière. — La bière et le cidre se placent immédiatement après le vin, et constituent comme lui des boissons salubres et agréables.

La bière obtenue par la décoction fermentée de l'orge germée, aromatisée avec des cônes de houblon est la boisson favorite du nord-est de la France. Elle n'est consommée que très rarement aux repas d'une façon suivie dans les autres contrées de notre pays. Mais en dehors des repas elle entre pour une large mesure sur tout notre territoire dans la consommation de la journée. La consommation annuelle en France est d'environ dix millions d'hectolitres.

Nos bières françaises sont moins alcooliques que les bières allemandes, et surtout que les bières anglaises; elles contiennent de 30 à 60 grammes pour 1.000 d'alcool, et de 40 à 75 pour 1.000 d'extrait sec.

La bière fabriquée dans l'Est de la France ne renferme pas, par litre, moins de 45 grammes d'alcool et de 58 grammes de matières azotées. Comparée à la moyenne des vins français, elle contient deux fois moins d'alcool et deux fois et demie plus de matières dissoutes, trois fois plus de matières azotées. Elle est donc sensiblement plus nourrissante. C'est une boisson stimulante par son alcool, tonique par le tanin et la substance amère qu'elle contient, et nutritive par les matières azotées. Sa valeur alimentaire dépend non seulement de la présence de ces matières, mais surtout de leur facilité d'absorption et d'assimilation. Ses avantages, comme boisson hygiénique, résident dans son agréable saveur, dans son action désaltérante due surtout à sa richesse en acide carbonique et dans son influence favorable sur la digestion. Sa faible richesse en alcool permet d'en absorber, sans effets nocifs, une plus grande quantité que de vin. Les bières communes du Nord sont inférieures à celles de l'Est, étant obtenues par la fermentation des glucoses industriels au lieu d'être une pure infusion de malt additionnée de houblon.

Quant aux bières anglaises, la forte proportion d'alcool qu'elles contiennent constitue leur principal inconvénient. Il en est un autre sur lequel nous croyons devoir insister, en raison d'accidents qui ont été signalés il y a quelques mois et qui sont survenus en Angleterre à la suite de l'usage de bières que l'on a reconnues être arsenicales.

On ne constata pas moins de quatre mille cent quatre-vingt-deux intoxications, dont trois cents furent suivies de mort. Ces accidents ont fait l'objet d'un important rapport de M. Bordas, présenté le 11 juin 1901, à l'Académie de médecine, par M. le Pr Riche.

En Angleterre, pour relever le degré alcoolique de la bière, on emploie fréquemment le glucose industriel préparé par l'action de l'acide sulfurique étendu sur les fécules. Or depuis un certain nombre d'années déjà, dans les régions du Nord où les pyrites ferrugineuses (sulfures de fer) sont abondantes, on transforme en acide sulfurique le soufre provenant de leur grillage. On a constaté que l'acide sulfurique provenant des pyrites est fréquemment arsenical, de sorte que le glucose qu'il sert à préparer est lui-même arsenical.

Les accidents dont nous venons de parler ont donné lieu à des recherches sérieuses qui ont démontré que leur gravité était beaucoup plus grande que ne le comportait la richesse arsenicale de la bière. On a alors attribué la gravité de ces accidents à la formation hypothétique d'un composé arsenical organique plus toxique que l'arsenic lui-même. D'autre part on a constaté encore que beaucoup des acides sulfuriques servant à la préparation du glucose sont riches en sélénium. Or les effets toxiques du sélénium sont analogues à ceux de l'arsenic et peuvent être confondus avec eux. Dans des recherches plus récentes les auteurs de ces études ont constaté la présence du sélénium dans le glucose des brasseries et dans la bière elle-même. Mais les faibles quantités de substances qui s'y trouvent n'ont pas encore permis de fixer des conclusions bien nettes.

En Allemagne, les bières sont généralement moins alcoolisées qu'en Angleterre. Comme il est fait à Paris une consommation énorme de ces bières, les fabricants expéditeurs déclarent comme titre alcoolique ordinaire 4 degrés.

M. Jolly, l'un des lauréats du Concours de la Société Française d'Hygiène, qui a eu l'occasion d'analyser plusieurs échantillons de ces bières, affirme qu'il lui est arrivé d'y trouver une richesse alcoolique de 7 degrés. Il est possible cependant, ajoute-t-il, que lors de leur fabrication, elles n'aient marqué réellement que 4 degrés et que, par la fermentation dextrinique lente, le degré se soit élevé à sept degrés.

M. Jolly croit néanmoins que dans le plus grand nombre des bières allemandes le titre alcoolique doit osciller autour de 4 degrés. La raison qui lui fait admettre ce bas titre alcoolique, c'est qu'il y a quelques années les expéditeurs allemands pour assurer la conservation de leur bière, très altérable pendant les voyages, y ajoutaient presque tous une notable proportion d'acide salicylique. Le Gouvernement français a dû se préoccuper de cet état de choses, et aujourd'hui les bières salicylées sont impitoyablement saisies à la frontière.

Il est certain que l'on fabrique aujourd'hui en France, surtout dans les régions de l'Est, des bières pouvant subir la comparaison avec les bières allemandes sans désavantage. On peut se demander alors si c'est par préférence de goût ou par routine que les bières allemandes continuent à être encore si recherchées à Paris. Dans tous les cas, on ne comprend pas que l'on continue à faire la fortune des étrangers au détriment des nationaux.

En résumé nous estimons que la bière, qui ne contient pas une trop grande quantité d'alcool, peut être considérée comme une boisson hygiénique. Elle est de plus très nourrissante grâce à la quantité de principes hydro-carbonés et azotés qu'elle renferme, et à ce point de vue elle doit être spécialement recommandée aux nourrices.

Par la diastase, les bières sont des boissons digestives. On prépare même des bières spéciales dites bières de *malt*, qui renferment une grande quantité de ces principes et qui rendent de signalés services à la médecine. Elles sont généralement diurétiques, ce qui explique la quantité que certaines personnes peuvent absorber. Elle ne fait en quelque sorte que traverser l'économie.

Il ne faut pas toutefois se faire d'illusions : on peut devenir alcoolique en ne buvant que de la bière. Comme elle renferme une moyenne de 4 0/0, quand on en a absorbé un litre, on a pris 40 grammes d'alcool, soit 80 grammes de cognac à 50°, et un litre n'est pas une grosse consommation pour certains buveurs.

Aussi la quantité que pourra en absorber journellement un adulte ne doit pas excéder un litre et demi ou deux litres au maximum.

Le Cidre. — Le cidre est une boisson faiblement alcoolique obtenue par la fermentation du jus de pommes. On donne le nom de poiré à celui qui est fabriqué avec du jus de poires.

C'est une boisson inférieure au vin et à la bière, mais cependant recommandable. Elle renferme une dose d'acide malique qui lui communique une saveur piquante et agréable, surtout en été.

Comme boisson journalière, le cidre est peu répandu. En France, la Picardie, la Normandie et la Bretagne sont les régions qui le produisent presque exclusivement et celles où l'on en fait d'ailleurs une consommation courante. Paris, depuis quelques années en consomme une assez grande quantité tant qu'il reste sucré. La production moyenne annuelle du cidre est de 4 millions d'hectolitres, celle du poiré ne dépasse pas 800.000 hectolitres.

Il existe un nombre considérable de variétés de pommes, mais toutes ne donnent pas de bon cidre. Tandis que certaines variétés produiront d'excellent cidre dans quelques contrées, les mêmes variétés donneront un produit inférieur dans d'autres régions. C'est une question de terrain qui modifie la composition du suc du fruit. Il en résulte que dans chaque pays ce sont des espèces particulières de pommes qui servent à fabriquer cette boisson.

Le cidre produit par le mélange de plusieurs variétés de pommes est toujours de meilleure qualité que celui préparé avec une seule espèce.

Au point de vue de l'alcool, il en renferme de 1 à 6 0/0. Aussi on distingue cette boisson en *petits* et *gros cidres.*

Les *petits* ou cidres doux ne sont presque pas fermentés. Ils sont sucrés et légèrement laxatifs. Ils sont généralement additionnés de beaucoup d'eau. Dans la classe ouvrière, et dans certaines régions, même en Bourgogne, on fabrique sous le nom de « boisson » un mélange qui se rapproche du cidre. On introduit dans un fût, après les avoir écrasées, des pommes et poires sauvages, parfois même des grapillages de raisins, et on complète en remplissant avec de l'eau. Quand la fermentation est commencée, on remplace pendant des mois, chaque litre tiré par un litre d'eau. Cette « boisson » légèrement gazeuse et acide, est agréable, inoffensive et économique.

Les cidres *forts* ou *parés,* dits encore *pur jus,* subissent la fermentation complète. Mis en bouteilles, avant la fin de la fermentation, ils sont parfois difficiles à conserver. Ils renferment une grande quantité de sels calcaires, phosphates, carbonates et surtout malates.

Il faut donner la préférence aux cidres bien fabriqués avec une eau potable, conservés dans des tonneaux propres et bien bouchés, afin d'éviter l'acétification, maladie spéciale aux boissons faibles en alcool. Si le cidre, tout en accusant une pointe d'acidité naturelle, contient encore un peu de sucre non transformé en alcool, il n'en sera que meilleur. Les bons fabricants savent aujourd'hui préparer de ces cidres qui sont à la fois piquants et sucrés. S'ils sont mis en bouteille dans cet état, ils donnent naissance à des cidres mousseux très digestifs et qui sont les meilleures boissons d'été qu'on puisse trouver.

Quelques cidres provenant de pommes cultivées dans des terrains ferrugineux noircissent — se *tirent*, suivant l'expression normande — lorsqu'ils sont exposés au contact de l'air. Ce phénomène provient de l'action du tanin sur le fer que le cidre contient en petite proportion. La boisson moins agréable à l'œil, est aussi moins tonique, sans être cependant nuisible à la santé. Quoiqu'il en soit, il est préférable de faire usage d'un cidre qui ne noircit pas.

De l'avis de beaucoup de médecins, le cidre est une boisson saine, tonique, favorable aux divers actes de la digestion, plus rafraîchissante que le vin et la bière, mais aussi moins réconfortante et moins nourrissante.

Le Dr Denis Dumond assure que le cidre peut remplacer avantageusement la plupart des eaux minérales, et il le recommande spécialement aux hommes sédentaires et aux bureaucrates. Le Pr d'Arsonval est aussi un grand partisan de cette boisson.

D'un prix moins élevé que le vin et la bière, il est précieux pour le travailleur bien qu'il ne puisse guère être étendu d'eau.

Il offre cependant un inconvénient assez sérieux qu'il importe de signaler. Par l'acide malique libre qu'il contient il nuit à la dentition et peut fatiguer l'estomac. C'est peut-être à cette cause que l'on doit ce fait bien connu, qu'il n'est guère de pays en France où la dentition soit plus mauvaise qu'en Bretagne ou en Normandie.

La quantité que peut absorber par jour un adulte est à peu près la même que nous avons fixée pour la bière. Elle pourrait être un peu supérieure, en raison de la faible quantité d'alcool que contient cette boisson. On devra se garder cependant d'abuser. Il ne faudrait pas croire en effet que le peu d'alcool contenu dans le cidre, mette à l'abri des dangers de l'alcoolisme celui qui ferait de cette boisson un usage excessif.

En Normandie on en fait parfois un véritable abus. Il

n'est pas rare de voir un Normand consommer dans sa journée 8 ou 10 litres de cidre et même davantage. Aussi a-t-on constaté que la Normandie, qui est le pays de la plus grande production du cidre et de sa consommation presque exclusive, est aussi celui dans lequel l'alcoolisme fait les plus grands ravages.

Ajoutons en terminant que les personnes dont l'estomac est sensible à l'action des acides devront s'abstenir de cette boisson.

III. — Boissons aromatiques.

Cette troisième catégorie de boissons comprend le café, le thé, le maté, etc., boissons également bienfaisantes à la condition que l'on n'en abuse pas, et également dangereuses lorsqu'on en fait un usage immodéré. Il n'y a pas plus d'un siècle, les médecins les considéraient encore comme nuisibles à la santé et les rangeaient dans la catégorie des poisons. « Poisons lents, il est vrai, disait Voltaire, car voilà bientôt quatre-vingts ans que j'en bois sans qu'ils aient produit d'effets ». Depuis cette époque, leur usage s'est répandu dans toutes les classes de la société et aujourd'hui la consommation du café en Europe dépasse trois cents millions de kilogrammes ; celle du thé, rien qu'en Angleterre, dépasse cinquante millions de kilogrammes.

Ces deux substances viennent au premier rang des boissons aromatiques. Elles renferment un principe commun, la caféine que le Pr Riche a reconnue identique à la théine. Toutes deux appartiennent à la catégorie des boissons intellectuelles, et si l'on considère la somme de travail fournie sous l'influence de ces bienfaisantes infusions, on ne peut qu'être porté à les étudier avec une prédilection particulière.

Le Café. — Introduit en Europe à la fin du XVIIe siècle, le café est devenu de nos jours une des boissons les plus populaires.

L'infusion de café bien préparée et sucrée suivant les goûts, est une boisson extrêmement agréable, qui stimule les fonctions digestives, accélère la circulation, favorise les secrétions et produit un sentiment général de bien-être. Elle convient surtout aux tempéraments lymphatiques, aux estomacs paresseux.

Par la proportion des matières azotées et des substances grasses qu'il renferme, le café a pu être regardé comme un aliment véritable. Il jouit également de propriétés toniques spéciales pour les systèmes nerveux et circulatoires. Il a donc une triple action sur le trépied vital de Bichat.

Des nombreuses expériences auxquelles a donné lieu l'action physiologique du café, on est en droit de conclure aujourd'hui que ses effets sur les centres nerveux sont d'une toute autre nature, à *petites doses*, que les effets analogues de l'alcool. Celui-ci possède un équivalent toxique de premier ordre. L'infusion de café au contraire, maintient longtemps alertes les fonctions intellectuelles. Dans une communication qu'il a faite au Congrès international d'hygiène, réuni à Genève en 1882, un savant médecin, le baron de Théresopolis, soutenait même que le café était le meilleur remède contre l'alcoolisme et démontrait qu'au Brésil, les immigrants arrivant avec des habitudes d'intempérance, les perdaient petit à petit, au fur et à mesure qu'ils faisaient un plus grand usage de cette boisson.

Aux propriétés que nous venons de signaler, on peut ajouter un coefficient diurétique important, et une valeur antiseptique réelle, due sans doute aux produits empyreumatiques de la torréfaction.

N'exagérons pas toutefois les qualités du café et considérons-le seulement comme un adjuvant utile de l'alimentation. Dans certaines professions, celle de mineur par exemple, il joue comme tel un rôle important. Par ses alcaloïdes il agit sur le système nerveux, mais il faut souvent se méfier de cette action sur certains tempéraments.

Sous son influence, les esprits les plus lourds acquièrent une certaine facilité pour les œuvres de l'intelligence. Chez le soldat, il exerce aussi une action bienfaisante, particulièrement dans les pays chauds et marécageux, en le rendant moins sensible à l'action des miasmes palustres et en l'aidant à supporter la chaleur.

Mais les effets du café ne sont pas toujours les mêmes et se modifient par la température du liquide, les conditions dans lesquelles il est absorbé, le sexe, l'âge, le tempérament du consommateur.

Dans ces conditions, il est facile de comprendre que, comme pour les boissons précédentes, l'abus qu'on en fait peut faire naître un certain nombre de maladies. Celles-ci sont le résultat d'une intoxication, par les huiles essentielles du café et ses produits empyreumatiques auxquels il doit précisément son odeur et sa saveur agréable.

Cette intoxication donne lieu à des crises parfois dramatiques survenant au cours d'un état continuel de surexcitation nerveuse.

L'insomnie, une ivresse passagère, de l'arythmie, un accroissement du pouls, le tout alternant avec des douleurs de tête, de l'inappétence, tels sont les symptômes ordinaires de l'intoxication aigue par le café.

Il faut remarquer bien vite que de tels accidents ne surviennent qu'à des sujets prédisposés ayant absorbé des quantités énormes de leur infusion favorite.

On a, depuis le commencement du siècle dernier, cherché à remplacer le café par un certain nombre de substances végétales torréfiées, notamment : la chicorée, les pois, les châtaignes et le gland doux. Malheureusement tous ces succédanés ne renferment ni caféine ni caféone; mais par la caséine et par le tanin qu'elles contiennent, elles sont légèrement stimulantes et toniques.

La chicorée a quelques propriétés laxatives : les femmes d'un certain âge se trouvent bien de son emploi, surtout lorsqu'elle est associée au café noir et au lait.

Le Thé. — Le thé est d'un emploi presque aussi courant, sinon en France, du moins dans certains autres pays. Son usage est trop universellement répandu pour qu'il ne réponde pas à un besoin réel. En Chine, cet usage remonte à une haute antiquité. Il est même assez intéressant de noter que dès douze cents ans avant Jésus-Christ il remplaça le jus fermenté de la vigne prohibé dans tout le Céleste-Empire par les lois les plus rigoureuses.

En Europe, son usage ne remonte qu'à la fin du XVIIe siècle.

Les Anglais, les Russes, les Hollandais en usent à toute heure du jour sans préjudice pour leur santé; ils consomment même cette infusion, comme boisson ordinaire, à leurs repas, suppléant ainsi au vin que ne fournit pas leur pays.

Le thé forme une boisson plus ou moins aromatique, plus ou moins astringente. Il imprime aux fonctions de l'estomac une stimulation active et développe la calorification intérieure si nécessaire à l'organisme pour résister à l'action des climats froids. L'intoxication par le thé est beaucoup moins fréquente que celle produite par le café; elle est même presque inconnue.

Par contre, pris en trop grande quantité, il agite les nerfs, cause des insomnies et produit une espèce d'ivresse. C'est donc, comme le café, un excellent stimulant dont il ne faut pas abuser.

En Angleterre, où l'on fait une consommation énorme de thé, on a même signalé et décrit il y a quelques années une maladie spéciale appelée *théisme,* caractérisée par des troubles nerveux spéciaux.

Il n'entre pas dans le cadre de cette étude, de décrire les nombreuses variétés de thé. Rappelons seulement qu'on les divise en deux groupes : les thés verts et les thés noirs; les premiers obtenus par une dessication rapide, les autres par une dessication lente qui modifie la couleur des feuilles et affaiblit leurs propriétés.

Les thés noirs ont donc une action plus faible que les verts. Les consommateurs préfèrent généralement un mélange de thés verts et de thés noirs, qui a l'avantage de diminuer l'action trop excitante des premiers et de fournir plus d'arome que les derniers employés seuls.

Aux troupes françaises envoyées en expédition dans nos colonies l'infusion de thé rend aujourd'hui d'immenses services. Il n'est pas de breuvage meilleur pour étancher la soif, sans provoquer la sueur abondante et l'atonie gastro-intestinale, pour corriger et stériliser par ébullition les eaux suspectes.

Depuis quelques années, dans différents pays, des sociétés de tempérance ont fondé des établissements qui servent de lieux de réunion, de salons de lecture et de conversation où l'on ne consomme que du thé et d'où les liqueurs alcooliques sont absolument proscrites.

Les « Curatelles de tempérance » œuvre antialcoolique officielle fondée récemment en Russie, ont installé dans un grand nombre de communes et dans toute l'étendue de l'Empire des établissements de ce genre.

En résumé, le thé devra se boire très léger, et modérément sucré. On l'absorbera de préférence à une température de 60°, car ainsi que l'a démontré le Pr Riche, ses propriétés digestives sont dues en grande partie à l'élévation de température que l'infusion détermine dans l'estomac.

Une mince rondelle de citron ajoutée au thé, acidulera légèrement l'infusion et doublera l'action digestive de cette agréable boisson.

Le Maté. — Nous ne dirons que quelques mots du maté dont on a essayé il y a quelques années de vulgariser l'usage en Europe, mais qui est utilisé surtout par les populations de l'Amérique du Sud. L'infusion préparée avec les feuilles et les tiges du maté « ilex paraguayensis » est d'un goût assez agréable, et rappelle comme effet le café. Toutefois son action est plus irritante pour les voies digestives.

On ne doit employer cette boisson que dans l'intervalle des repas. Elle agit vigoureusement sur le système nerveux et sur le cerveau.

Infusions diverses. — Le cadre de cette étude ne nous permet pas d'entrer dans le détail de toutes les plantes telles que la camomille, le tilleul, la menthe poivrée, la verveine, la mélisse, le mélilot, etc., servant à préparer des infusions qui doivent être considérées comme des tisanes plutôt que comme des boissons proprement dites. Leur usage remplacerait ou suppléerait avantageusement à la fin du repas, surtout pour les femmes et les enfants, l'emploi du café ou du thé. Leur action est bienfaisante sur la digestion et la nutrition, sans agir sur le système nerveux. Elles doivent leurs propriétés non pas seulement aux principes médicinaux qu'elles renferment, mais plutôt à l'eau et à leur température plus ou moins élevée. Certaines personnes les prennent avec plaisir, de préférence même au thé et au café. Et comme elles ne peuvent présenter aucun inconvénient au point de vue de la santé, nous ne voyons aucune raison pour en détourner ceux qui y trouvent un goût agréable. C'est en effet une simple question de goût sur laquelle il n'y a pas à discuter et qui doit être laissée à l'appréciation de chacun.

IV. — Boissons rafraîchissantes.

Dans cette catégorie nous ferons rentrer certaines boissons que l'on peut facilement composer soi-même, qui ont en même temps l'avantage d'être économiques et de remédier aux inconvénients de l'eau absorbée sans modération. Elles peuvent rendre de grands services à l'époque des chaleurs, alors qu'on sent un besoin réel de se désaltérer et qu'il convient plus que jamais de se mettre en garde contre l'absorption de liquides alcooliques.

En première ligne, se présentent les boissons acidulées, telles que les limonades, orangeade (eau et jus d'orange), citronade (eau et jus de citron) et les édulcorations aux sirops de groseille, de grenadine et de framboise. Elles contiennent de l'acide citrique ou de l'acide malique et peuvent être recommandées en vertu de leurs propriétés désaltérantes.

Les limonades ont pour caractère principal de produire dans la bouche une sensation agréable de fraîcheur qui les rend particulièrement propres à étancher la soif. En outre, elles favorisent les fonctions de l'appareil digestif. Elles s'obtiennent en exprimant le suc du citron et de l'orange dans de l'eau suffisamment sucrée, ou en faisant bouillir pendant quelques instants, dans un litre d'eau, un citron ou une orange dépouillés de leur écorce. Dans ce cas elles sont parfaites; mais on peut les obtenir aussi avec le sirop de ces fruits. Elles risquent alors de n'être plus inoffensives pour l'organisme, car ce que l'on vend sous le nom de sirop n'est quelquefois autre chose que des sucs fermentés ou des extraits additionnés d'acide citrique impur du commerce. Dans ces conditions elles sont à rejeter absolument.

L'eau sucrée, l'eau miellée, un verre d'eau contenant un peu de sirop d'orgeat ou de gomme sont bonnes et agréables à boire.

Les boissons amères obtenues en faisant macérer dans l'eau des copeaux de quassia amara ou quelques morceaux de gentiane ou de colombo, sont toniques et antianémiques.

Certains hygiénistes, pour éviter l'usage des boissons alcooliques, principalement chez les ouvriers, ont préconisé des boissons qu'ils ont qualifiées d'hygiéniques. Elles ont l'avantage d'éloigner jusqu'à un certain point de l'abus des boissons distillées.

Ce qui rend une boisson véritablement hygiénique, c'est d'abord l'ébullition qui tue la plupart des germes et ensuite l'adjonction d'un liquide qui n'est pas, ou n'est que rarement, le véhicule de germes pathogènes. En dehors de ces caractères primordiaux, une boisson, pour être hygiénique, doit être agréable, tonique, et désaltérer mieux que tout autre liquide.

Il existe une grande quantité de formules pour préparer des boissons hygiéniques. Comme c'est en été que le besoin s'en fait le plus sentir, les substances qui entrent dans la composition de ces breuvages sont généralement rafraîchissantes. Les plus employées sont le café, la glycirizine, le sirop de calabre, le vinaigre, la gentiane, le quinquina, le quassia, le houblon, etc.

De toutes les variétés de boissons dites hygiéniques, nous ne retiendrons que les principales. Si nous insistons tout particulièrement sur leur emploi, c'est que nous les considérons comme capables, lorsque l'usage en sera plus répandu, de rendre de grands services aux travailleurs et d'être, dans la lutte contre l'alcoolisme, un des éléments sur lesquels il y a lieu de fonder les plus grandes espérances.

C'est à ce point de vue que nous croyons utile d'indiquer les quelques formules suivantes :

1° BOISSON HYGIÉNIQUE DU COMITÉ D'HYGIÈNE DE FRANCE. Elle se compose de 40 grammes de rhum et de 4 grammes de teinture de gentiane par litre d'eau.

2° BREUVAGE HYGIÉNIQUE DU Dr GILLES DE LA TOURETTE pour les ouvriers des chantiers de l'Exposition de 1900.

Acide citrique	0gr,50	par 1 litre d'eau.
Glycirizine	0gr,50	
Teinture de gentiane	1gr	

Cette boisson revient à quelques centimes le litre et désaltère parfaitement.

3° FORMULE DU GÉNÉRAL LEWOL. — Quand les marcs de café sont encore chauds, on y ajoute 400 grammes de café frais pour un bataillon, et l'on y verse de l'eau. Dès que l'ébullition a eu lieu, on décante dans des barils, en y mêlant 100 grammes de réglisse, 5 à 10 citrons, puis on remplit d'eau de manière à avoir un litre par homme.

4° BOISSON HYGIÉNIQUE DE LA MAISON CENTRALE DE LAMBÈZE :

Mélasse	3 kilogr.	pour 100 litres.
Gentiane	1 —	
Houblon	250 grammes	
Feuilles de noyer	500 —	
Acide tartrique	200 —	
Essence de citron	4 —	
Le tout bouilli ensemble.		

5° TISANE DES HOPITAUX DE PARIS :

Café torréfié	20 grammes
Extrait de quinquina	4 —
Eau bouillante	1 litre.

Cette boisson d'un prix peu élevé pourrait être avantageusement utilisée en cas d'épidémies ou sur des chantiers malsains.

Des industriels ont inventé un certain nombre de boissons de ce genre, particulièrement économiques :

Le SIROP DE CALABRE, comme le COCO HYGIÉNIQUE, sont des solutions très concentrées de suc pur de réglisse, aromatisées à volonté (menthe, citron, orange, anis). Une cuillerée à café de ces préparations, mélangée à un litre d'eau, donne une boisson rafraîchissante, hygiénique au plus haut degré. Cette boisson ne revient pas à un centime le litre; il est donc impossible d'en trouver une plus économique.

La Bière du Soldat est dans le même cas. C'est un extrait à base de houblon, dont la saveur est très agréable, légèrement amère et tonique. On peut y incorporer à volonté du quinquina, du kola, du café. Cette boisson a une action salutaire sur les voies digestives et doit être conseillée pour l'usage du soldat et de l'ouvrier.

Un litre mélangé à 249 litres d'eau donne 250 litres de boisson; la dose ordinaire est d'une cuillerée à café pour un litre d'eau.

V. — Boissons alimentaires.

Le but de cette étude ne nous permet pas d'entrer dans de grands détails sur le chapitre des boissons alimentaires dans la catégorie desquelles rentrent le lait, le chocolat, le cacao, la coca, le kola, le bouillon, etc. Ce sont en effet de véritables aliments plutôt que des boissons proprement dites. Il nous est impossible cependant de ne pas dire au moins quelques mots du lait, dont la plupart des médecins recommandent aujourd'hui l'usage exclusif aux personnes atteintes de dyspepsie ou chez lesquelles l'estomac fatigué ne permet pas d'autres boissons.

Le **Lait** est l'aliment par excellence des enfants et des vieillards; les adultes fatigués, surmenés, se trouvent bien de son usage. Il constitue une boisson nourrissante et salubre, mais beaucoup de causes concourent à en varier la composition, telles que : la région où vivent les animaux, leur race, leur âge, leur nourriture, la période de la lactation l'époque de l'année, etc.

Le lait provenant des pays plats est plus aqueux et plus pauvre en matières grasses, que celui des pays montagneux.

Les personnes qui ne se livrent pas à des travaux corporels fatigants, tels que les professeurs, les employés de bureau, etc., se trouveront bien de faire du lait leur boisson habituelle. Il est indispensable cependant de s'assurer de sa provenance, ce qui n'est pas toujours chose facile.

Le lait est en effet un des produits alimentaires qui ont

été l'objet des falsifications les plus nombreuses et les plus étendues. La principale, et peut-être encore la moins nuisible, est celle qui consiste dans l'addition d'eau et dans l'ablation de la crême. La Société Française d'Hygiène a entrepris en 1897, une enquête très approfondie, et qui eut alors un grand retentissement. Cette enquête qui a donné lieu à un remarquable rapport de M. J. Bruhat, a établi que la plus grande partie du lait vendu à Paris, a préalablement été soumis à la pratique de l'écrémage qui constitue une véritable fraude, cependant réprimée par nos lois pénales.

Le lait des vaches malades doit être absolument rejeté de l'alimentation; celui des bêtes atteintes de tuberculose localisée à la mamelle peut communiquer cette maladie à l'homme. Pour ce motif il est prudent de faire toujours bouillir le lait avant de s'en servir.

Le chocolat qui, dans nos pays, se prend plutôt cuit au lait qu'à l'eau, doit surtout être considéré comme un aliment. La théobromine alcaloïde du cacao est chimiquement presque identique à la théine et à la caféine. Mais le chocolat renferme en plus des corps gras que l'on ne trouve ni dans le café ni dans le thé. Aussi est-il plus nourrissant et moins digestif.

La coca, la noix de kola, qui ont été depuis quelques années très recommandées surtout pour les personnes se livrant aux exercices du sport, paraissent des substances dont il faut user avec une grande réserve, et, en tous cas, seulement à titre de médicaments.

CHAPITRE III

BOISSONS A REDOUTER

Autant nous avons volontiers reconnu l'excellence, ou tout au moins les avantages des boissons précédentes, autant nous inclinons vers la condamnation absolue de toutes les boissons distillées. Sur cette question, nous ne voyons guère de différence à faire entre l'usage et l'abus.

Toutes les boissons distillées en général exercent sur l'économie d'abord une action commune qui dépend de la plus ou moins forte proportion d'alcool qu'elles contiennent, et ensuite une action spéciale, peut-être moins prononcée due aux produits aromatiques, aux huiles essentielles, aux éthers, etc., qui entrent dans leur composition. Au point de vue de l'alcool, ces boissons titrent en moyenne de 30 à 60 0/0. Rarement elles dépassent ce chiffre, car leur consommation ne serait plus possible en raison de l'action corrosive de l'alcool sur les muqueuses buccale et stomacale. Quant aux autres éléments, ils varient avec les différents produits et n'ont de commun que leurs effets délétères. Ce sont eux qui servent à individualiser et à caractériser ces boissons.

De plus, si l'intoxication par les boissons alcooliques est due principalement à l'alcool, les essences surajoutées, les diverses mixtures qu'on y incorpore la rendent plus rapide, et en modifient l'aspect clinique.

Peut-être pourrait-on, dans une certaine mesure, classer les alcools en toxiques *faibles, moyens* et *forts*. Mais cette hiérarchie serait toute théorique, car, en pratique, il faut, avant tout, tenir compte de la dilution.

C'est ainsi que l'alcool ingéré à un degré de concentration élevé est infiniment plus nuisible que l'alcool étendu. C'est encore pour cette raison que l'alcool est plus dangereux à jeun que mélangé aux matières alimentaires.

La première étude de toxicologie pure entreprise avec une certaine rigueur sur l'alcool est celle de MM. Dujardin-Beaumetz et Audigé, qui remonte à l'année 1879. Ils sont arrivés à déterminer exactement la dose toxique limite, c'est-à-dire la quantité d'alcool éthylique absolu qui, par kilogramme du poids du corps d'un animal donné est nécessaire pour amener la mort dans l'espace de vingt-quatre à trente-six heures. Ils ont encore déterminé la dose toxique limite des alcools supérieurs, de la glycérine, de l'aldéhyde, de l'acétone, etc.; et ils en sont arrivés à cette conclusion que ce qui donne aux boissons alcooliques la plus grande partie de leur toxicité, c'est l'alcool éthylique.

Il est sans doute le moins toxique des composants d'une boisson distillée quelconque, mais il dépasse tellement les autres en quantité, qu'il joue dans l'intoxication le rôle prépondérant.

Quant aux impuretés des alcools dits d'industrie, elles sont toujours en proportion relativement faible, car il ne faut pas oublier qu'on a trouvé le moyen de débarrasser les alcools des substances dénaturantes. Déjà d'ailleurs, en 1890, les médecins finlandais pensaient que c'était plutôt le trop haut titre d'alcool éthylique que les petites traces d'alcool amylique et d'autres huiles qui était la cause de l'alcoolisme.

Nous sommes d'autant plus disposés à accepter cette théorie qu'elle plaide en faveur de l'abstention complète des alcools en général, et qu'elle infirme la théorie soi-disant hygiénique qui fait tenir entière la prophylaxie de l'alcoolisme dans la rectification des alcools de consommation.

Sans vouloir nous étendre plus longuement sur cette question, nous dirons en principe que la totalité des boissons distillées ont une action nuisible sur nos tissus, modifiant d'une façon fâcheuse le jeu et la contexture de nos organes et agissant sur l'économie comme un poison ordinaire.

S'appuyant sur ce fait que l'on a vu des individus résister à des doses toxiques, sans modification appréciable de leur état général, certains industriels ont voulu voir dans l'alcool autre chose qu'un poison et l'ont considéré comme pourvu de propriétés analeptiques.

On objecte qu'un petit verre d'alcool pris à la fin d'un repas copieux, particulièrement à la suite de l'ingestion d'aliments gras, active la digestion, surtout s'il s'y trouve incorporé une substance aromatique amère; ou qu'un peu d'eau-de-vie mêlée avec de l'eau est utile pour modérer la soif, quand le corps est échauffé par un travail violent. On soutient que l'alcool remplace chez les individus de la classe laborieuse, les aromates et les condiments que les riches ajoutent à leurs aliments, et l'on conclut que l'alcool est indispensable au fonctionnement régulier de l'appareil digestif, que son emploi est rationnel au point de vue physiologique.

Examinons si quelques-uns de ces prétendus avantages peuvent contrebalancer sa toxicité, et si l'alcool est véritablement un aliment.

« L'alcool, nous dit Pley, au VIIe Congrès international contre l'alcoolisme, est brûlé dans l'organisme, en fournissant un certain nombre de calories; or toute substance qui jouit de telles propriétés n'est pas inutile... »

Un grand nombre de physiologistes ont établi que 80 à 90 0/0 de l'alcool sont éliminés sous la forme d'eau et d'acide carbonique. En brûlant ainsi, l'alcool fournit 7 calories par gramme. Cette combustion de l'alcool épargne à l'individu, dans la proportion de 6 à 7 0/0, la combustion des albuminoïdes. Malgré cela, il n'en est pas moins un aliment médiocre. Il est cher, ne donne pas ce que donnent la graisse et les hydrates de carbone, et, au point de vue de l'effet produit, il est trois fois plus cher que le lait et huit fois plus cher que le pain.

Ces chiffres sont suffisamment éloquents, ils donnent plus de réelle autorité à cette idée de n'envisager l'alcool que comme un médicament dont la thérapeutique seule est à même de juger les bienfaits.

A la Société Française d'Hygiène dans la séance du 12 janvier 1900, M. Gréhant, le savant professeur au Museum, faisant connaître les résultats des recherches qu'il poursuivait alors dans son laboratoire, a démontré que l'alcool introduit dans l'organisme, séjourne dans le sang pendant de longues heures. Sa combustion est lente; l'élimination plus lente encore. Aussi l'alcool absorbé au repas du matin peut ne pas être encore éliminé quand on recommence à en absorber au repas du soir.

De son côté M. Nicloux, ancien préparateur de M. Gréhant, a fait dans le service de M. le Dr Budin une série d'expériences intéressantes. Il a fait prendre à des nourrices une potion alcoolique. Une demi-heure après, le lait de la nourrice contenait de l'alcool. Or ce lait alcoolisé, absorbé directement par le nourrisson, produisait chez lui des accidents caractérisés toujours par un sommeil agité et pouvant aller jusqu'à des convulsions.

Sans passer en revue, un à un, les différents éléments qui entrent dans la composition des boissons distillées, nous y trouvons cependant un certain nombre de substances non moins nuisibles à l'organisme que l'alcool, et que nous ne pouvons passer sous silence : nous voulons parler des essences et des huiles.

Examiner leur coefficient toxique serait aussi long qu'inutile, dans un travail de vulgarisation comme celui-ci. Il diffère d'ailleurs avec chaque liqueur et chacune a une modalité d'action différente.

Nous en donnerons seulement quelques caractères types en les répartissant, suivant leurs affinités physiologiques en trois catégories.

Le premier groupe comprend les substances épileptisantes (sauge, hysope, absinthe, romarin, fenouil);

Au deuxième groupe appartiennent les substances excito-stupéfiantes (menthe, angélique, marjolaine, basilic), c'est-à-dire celles qui déterminent primitivement une excitation psychomotrice plus ou moins énergique et secondairement une dépression plus ou moins grande, mais constante.

Dans le troisième groupe, on range les essences soporifiques qui occasionnent la fatigue musculaire et la torpeur de l'esprit (rose, lavande, thym, mélisse).

Étant donné ce qui précède, les boissons distillées, envisagées au point de vue de leur composition, de leur emploi et de leur préparation, peuvent être divisées en trois classes que nous allons étudier successivement : les eaux-de-vie, les liqueurs, les apéritifs.

Toutes ces boissons, à quelque classe qu'elles appartiennent doivent être absolument proscrites. Toutes, même les moins chargées en alcool, en contiennent une quantité telle, que leur usage régulier et constant, finit toujours par causer des troubles graves dans l'économie. Elles sont surtout malfaisantes lorsqu'elles sont prises à jeun. L'action des liquides alcooliques est d'autant plus active et dangereuse, qu'elle s'exerce directement sur la muqueuse de l'estomac vide.

Ce qu'il importe de dire, ce que l'on ne saurait trop

répéter, c'est que l'alcool à hautes doses est toxique, qu'il détermine l'alcoolisme, ainsi que des accidents pouvant aller jusqu'à la mort rapide. Il ralentit ou même arrête toutes les secrétions; il attaque les parois du tube digestif, donne une sensation de cuisson, peut aller jusqu'à enflammer et même gangréner les muqueuses.

« Nous avons donné nos soins pour une cirrhose alcoolique, dit M. le Dr Bauzon, lauréat du concours de la Société Française d'Hygiène, à un monsieur très respectable et qui passait pour sobre. L'entourage fut surpris lorsqu'il connut le diagnostic. Ce monsieur n'allait jamais au café, mais il buvait des vins généreux et ne terminait jamais ses repas sans prendre un verre de bonne liqueur.

» D'une vie peu active, vers la cinquantaine, il eut des accidents graves. Son foie n'avait pu suffire à brûler tout ce qu'il lui avait confié. »

L'alcoolisme chronique est un état morbide continu qui s'établit par l'usage journalier des spiritueux. Les accidents qu'il produit frappent surtout l'appareil digestif et le système nerveux : perte de l'appétit, sensation de brûlure le long de l'œsophage, vomissements le matin (pituite), lésions du foie, jaunisse, tremblement des mains, maux de tête, vertiges, crampe des membres inférieurs, hallucinations, convulsions, troubles cérébraux pouvant aller jusqu'à la démence.

Dans les cas qui se terminent par la mort, la température du corps s'abaisse; il y a perte de connaissance. Quand la dose est massive, le sujet tombe à terre, insensible; il passe dans le coma et meurt le plus souvent après quelques secousses épileptiformes.

L'alcoolisme conduit souvent à la tuberculose pulmonaire, et ce n'est pas l'une des moindres causes de cette terrible maladie qui fait tant de ravages aujourd'hui.

Ce qu'il y a de plus grave encore, c'est que les conséquences de l'alcoolisme se poursuivent dans la descendance. Les enfants des alcooliques sont particulièrement exposés à la méningite tuberculeuse, à l'hystérie, à l'épilepsie, à l'idiotie. Le Dr Dubrandy a établi qu'en 1849, sur cent suicides, sept devaient être imputés à l'alcoolisme, tandis qu'en 1885, ce chiffre montait à vingt-huit. Aussi, estime-t-il qu'il faut réagir contre les effets de l'alcoolisme qui se répand de plus en plus, même dans les campagnes.

Eaux-de-vie. — On donne ce nom à des mélanges d'eau et d'alcool en proportions variables, qui contiennent le plus ordinairement 50 à 60 0/0 d'alcool absolu.

Ces produits ne sont pas obtenus par la seule distillation du vin. A côté des eaux-de-vie authentiques qui ne sont que de l'alcool éthylique ayant pour origine exclusive le jus de raisin exempt de tout alliage, on trouve dans le commerce des eaux-de-vie préparées avec de l'alcool d'industrie étendu d'eau et additionnées de substances aromatiques dont nous avons parlé plus haut, et qui, sous le nom de sauces ou d'essences, y sont ajoutées pour lui donner le goût des eaux-de-vie naturelles.

Les eaux-de-vie les plus fréquemment consommées en Europe sont : les eaux-de-vie de vin (cognac, armagnac), de merises (kirsch), de canne (rhum), de cidre (calvados), de marc de raisin (eau-de-vie de marc), de grains (whisky).

Ces boissons sont à redouter non plus seulement par l'alcool qu'elles contiennent, ni par leurs essences toxiques, mais encore en raison d'un certain nombre de substances, dites impuretés, qui se retrouvent aussi bien dans les eaux-de-vie naturelles que dans les eaux-de-vie falsifiées. Leur toxicité n'est pas inférieure à celle de l'alcool et des essences.

Ces impuretés proviennent généralement des matières premières, de la fermentation, de la distillation ou du vieillissement.

Les matières premières contiennent des produits aromatiques, des huiles essentielles, des éthers, qui passent à la distillation et donnent au liquide un arome particulier spécifique dont il est quelquefois très difficile de le débarrasser, même dans les rectifications les mieux conduites.

La fermentation donne naissance aux alcools supérieurs, tels que l'alcool amylique, l'alcool butylique, etc. La distillation produit certaines transformations chimiques telles que les aldéhydes, le furfurol, etc., que l'on a appelées produits de la chaudière. Le vieillissement détermine dans des proportions variables l'oxydation de l'alcool qui se change en acide acétique et donne lieu à la formation d'éthers.

Tous ces produits sont toxiques, et cependant les éliminer ou entraver leur formation serait contrarier le goût du consommateur qui n'exige plus aujourd'hui des boissons naturelles, mais des breuvages ayant des propriétés bien nettes et en quelque sorte spécifiques. Les variations de goût suivant les époques, pareilles en cela aux caprices de la mode, sont des plus bizarres.

Liqueurs alcooliques. — On appelle liqueur un breuvage artificiel produit par l'addition à l'alcool pur ou aux eaux-de-vie, de principes aromatiques, de matières colorantes et surtout de sucre.

Les liqueurs s'obtiennent par distillation, infusion ou addition d'essences. Ces dernières surtout servent à les caractériser. De ce genre sont la chartreuse, la bénédictine, l'anisette, le kummel, le curaçao. Sous couleur de faciliter la digestion, le consommateur ingère ces boissons dans lesquelles entrent les substances que nous avons signalées précédemment et qui ont sur l'organisme les effets les plus pernicieux.

Nous dirons même qu'il faut toujours se méfier des liqueurs à arome prononcé. En dehors des éthers introduits, elles dissimulent souvent le mauvais goût et la mauvaise qualité des alcools employés à les fabriquer. Leur degré alcoolique varie de 18° à 50 ou 60°.

On ne saurait trop protester contre les réclames que nous lisons chaque jour dans les journaux et qui tendent à nous faire considérer certaines liqueurs comme toniques et digestives. On va même jusqu'à les présenter comme les meilleurs antidotes contre les maladies épidémiques. Il faut se mettre en garde contre ces réclames intéressées, et se souvenir que, toutes les liqueurs alcooliques, de quelque nature qu'elles soient, présentent plus de dangers que de réels avantages.

C'est à ces boissons de qualité médiocre qu'il faut attribuer la plupart des accidents graves observés dans les classes inférieures de la société, qui font de préférence usage de ces liqueurs frelatées à cause de leur bon marché.

La liqueur est un agent d'intoxication d'autant plus dangereux qu'elle est meilleure, plus sucrée, plus aromatisée. Ce charme perfide en explique la consommation de jour en jour croissante, et, sans y insister, l'on devine tous les inconvénients et tous les dangers du petit verre habituel.

Si quelques mixtures aromatiques ont conservé une renommée traditionnelle, elles ne sont pas à la portée de toutes les bourses. D'ailleurs l'ouvrier veut boire du *sec, du fort,* du *raide.* Les liqueurs plus inoffensives sont trop douces pour son gosier; ce qu'il lui faut c'est une boisson moins bénigne, c'est un véritable poison.

Nous n'en prendrons pour exemple que l'arquebuse, la liqueur populaire par excellence.

Apéritifs. — L'apéritif constitue un degré de plus dans la nocivité du produit par cela seul qu'on le consomme à jeun, car il est de règle que tout poison est mieux absorbé et plus dangereux quand il est reçu par un estomac vide.

Au surplus l'apéritif ne mérite nullement son nom. Jamais il n'a ouvert l'appétit de personne. Nous ne connaissons qu'un véritable apéritif, c'est le bouillon trop calomnié aujourd'hui et qui commence si heureusement un repas. L'apéritif alcoolique enlève au contraire l'appétit à ceux qui en ont, et les personnes qui s'y livrent régulièrement voient leur appétit progressivement diminuer et même disparaître.

En dehors de l'alcool déjà préjudiciable par lui-même, l'apéritif introduit dans l'économie d'autres poisons encore plus dangereux, tels que l'absinthe.

Le liquide que l'on consomme le plus souvent sous cette appellation est fabriqué directement avec plusieurs essences toutes plus délétères les unes que les autres, dont les principales sont : l'anis, la badiane, l'hysope, le fenouil, et la coloration verte lui est donnée à l'aide de feuilles de persil ou d'épinards, quelquefois même à l'aide de sels de cuivre.

L'alcool qui sert à la fabrication de l'absinthe, même des meilleures marques, est de qualité inférieure, rectifié ou non. Le mauvais goût qu'il peut avoir n'a pas d'inconvénients pour le consommateur puisqu'il est masqué par les substances aromatiques qu'on y ajoute.

L'usage de l'absinthe a malheureusement pris de telles proportions aujourd'hui (1) qu'on en est arrivé à différencier nettement ses effets de ceux des autres boissons. D'ailleurs l'intoxication qu'elle entraîne se manifeste beaucoup plus rapidement qu'avec les eaux-de-vie et les liqueurs, et son action sur le système nerveux se traduit bien avant que les organes digestifs aient présenté la moindre lésion.

Nous n'avons pas à nous étendre sur la composition de l'absinthe. Rappelons seulement qu'elle titre de 60 à 72°.

Son action est épileptisante.

Nous ne prendrons point parti entre ceux qui prétendent que cette action est due à l'essence de fenouil (Cadeau et Meunier) ou à l'essence d'absinthe (Laborde). Peu nous importe de savoir si les essences d'absinthe sont plus convulsivantes ou plus épileptisantes que celles d'anis ou de fenouil. Ce qu'il suffit de constater — et il ne peut y avoir aucun doute à cet égard — c'est que les physiologistes sont unanimes à reconnaître que toutes les essences ou carbures d'hydrogène contenus dans cette liqueur, aussi bien que dans les autres apéritifs, sont des poisons spéciaux du système nerveux, sans préjudice de leur action fâcheuse sur les organes de la digestion.

Les bitters sont préparés d'une façon à peu près analogue à l'absinthe; ils titrent de 36 à 45 0/0 d'alcool. Leur action est très corrosive.

Le vermout a pour base le vin blanc doux additionné d'alcool (18°) et pour ingrédients l'absinthe, la gentiane, l'angélique, le chardon bénit, des muscades, des oranges fraîches, etc. C'est un excitant stomachique puissant qui n'aurait pas dû sortir de l'officine des pharmaciens.

Dangereux par sa composition, le vermout l'est encore

(1) L'incendie des usines Pernod nous a appris que cette seule maison fabriquait 25.000 litres d'absinthe par jour.

plus par son accoutumance qui chaque jour en fait augmenter l'absorption. Le buveur de vermout, comme le buveur d'absinthe, est pris d'une véritable passion, et, comme il cherche à la dissimuler, il ira de cabaret en cabaret faire de fréquentes stations journalières.

Son abus qui est fatal amène rapidement un alcoolisme aigu et chronique et détermine de graves désordres des fonctions digestives et du système nerveux.

Nous ne devons pas oublier que la plupart des vermouts à bas prix sont fabriqués avec des vins et surtout des substances avariées ou de mauvaise qualité.

Tous les autres apéritifs, mis à la mode, pendant ces dernières années, sous des noms divers : amer, byrrh, kina, etc, présentent des dangers analogues et doivent être également proscrits d'une façon rigoureuse. Les kinas que certains industriels ont cherché à présenter comme boissons toniques et bienfaisantes n'ont plus rien de pharmaceutique, et doivent être classés à côté des vermouts.

Les conséquences de l'usage habituel des apéritifs sont faciles à indiquer.

Conséquences économiques : Misère au logis.

Conséquences sociales : disputes, batailles, brouilles de ménage, divorce, etc.

Conséquences morales : Abrutissement et abêtissement.

Conséquences physiques : perte de la santé, misère physiologique, en attendant les dégénérescences de toutes natures.

CHAPITRE IV

FALSIFICATIONS

On entend par falsification toute altération d'une marchandise faite dans le but de tromper l'acheteur. De nos jours, les falsifications ont pris une extension redoutable; la plupart des produits alimentaires courants sont falsifiés, adultérés par l'introduction de matières de qualité inférieure ou même de substances plus ou moins toxiques.

A Paris, et dans un certain nombre de grandes villes de France, la répression de ces fraudes est devenue plus efficace, depuis un quart de siècle, grâce à l'institution de laboratoires municipaux de chimie. Des prélèvements de boissons et de substances alimentaires sont opérés fréquemment chez les commerçants; les consommateurs peuvent envoyer eux-mêmes à ces laboratoires des échantillons des marchandises qu'ils achètent, et les faire analyser gratuitement. Si les analyses révèlent des fraudes ou des falsifications, des poursuites sont exercées contre les vendeurs. Dans toutes les villes où ces laboratoires ont été institués, on a vu progressivement diminuer le nombre des falsificateurs. Aussi doit-on souhaiter vivement, dans l'intérêt de la santé publique, que cet exemple soit suivi, que toutes les villes de France soient bientôt dotées de semblables institutions, à la condition toutefois que les laboratoires municipaux se bornent à l'analyse des denrées alimentaires, et ne fassent pas, en étendant leurs opérations, concurrence aux chimistes patentés.

D'une façon générale, la tromperie sur la nature et la qualité des choses vendues est prévue et punie par l'article 423 du Code pénal. Mais, sous la préoccupation sans cesse croissante de réprimer plus efficacement les falsifications toujours plus nombreuses et plus hardies, cette législation a été peu à peu développée au double point de vue de ses prévisions et de ses rigueurs.

La loi du 27 mars 1851 est spéciale à la falsification des denrées alimentaires et médicamenteuses; celle du 5 mai 1855 vise les boissons en général. Les fraudes dans la vente des vins sont régies par les lois des 14 août 1889, 11 juillet 1891, 24 juillet 1894 et 6 avril 1897.

Nous ne ferons pas ici l'énumération des falsifications sans nombre auxquelles sont soumises toutes les boissons. Notre travail de vulgarisation, plutôt que de science pure, ne comporte pas un pareil développement. Nous nous bornerons à indiquer aussi rapidement que possible, celles qui sont le plus courantes et contre lesquelles il convient le plus de se mettre en garde. Nous le ferons, en passant successivement en revue les différentes boissons, dans l'ordre que nous avons suivi au cours de cette étude.

Eaux minérales. — Il est évident que les eaux minérales naturelles sont, comme les eaux potables, sujettes à de nombreuses altérations provenant, soit des substances organiques qu'elles rencontrent dans le parcours de leur source, soit de la stérilisation insuffisante des vases dans lesquels on les conserve. Les plus altérables sont les eaux sulfureuses, les bicarbonatées calcaires, les ferrugineuses, Mais nous n'avons pas à nous en occuper ici, ces eaux devant être considérées plutôt comme médicinales que comme eaux de table.

Étant donné que les eaux minérales sont fournies par la nature et que, prises à leur source, elles reviennent à très bon marché, il semble que les commerçants qui les vendent n'ont pas d'intérêt à les falsifier. Ce serait une erreur de le croire.

Le prix du transport est encore assez élevé, surtout si la distance d'origine au lieu de vente est assez éloignée. C'est ce qui fait que certains commerçants peu scrupuleux réalisent de beaux bénéfices en fabriquant sur place des eaux minérales. Et cela leur est d'autant plus facile que les analyses sont connues et qu'il leur suffit d'ajouter à l'eau ordinaire les différents sels qui entrent dans leur composition.

En dehors de la fraude qui consiste, dans ce cas, à vendre un produit fabriqué pour un produit naturel, cette pratique n'aurait peut-être pas de grands inconvénients, surtout quand il s'agit d'eaux minérales de table, si pour cette fabrication on n'employait que de l'eau saine et pure. Mais il n'en est pas toujours ainsi. Les industriels qui se livrent à ces falsifications prennent généralement l'eau qu'ils ont à leur disposition. Si c'est de l'eau de source ou de l'eau stérilisée, tant mieux! Dans le cas contraire, on voit de suite, d'après ce que nous avons dit au chapitre des eaux potables, les dangers qui peuvent en résulter.

Et ce danger est d'autant plus grand que, en temps d'épidémie principalement, le consommateur, suivant les conseils que lui donneront d'ailleurs tous les hygiénistes, fera exclusivement usage des eaux minérales de table, croyant y trouver plus de garanties contre la contamination.

Il y a quelques années, dans un quartier de Paris, une perquisition opérée sur l'ordre du parquet, fit découvrir sous un hangar, une quantité considérable de bouteilles, d'étiquettes et de capsules contrefaites, de tonneaux contenant du bicarbonate de soude, etc. Ce hangar appartenait à un industriel qui se livrait à la fabrication des eaux minérales, et pour cette fabrication il employait uniquement l'eau de Seine!

Le Vin. — Jusqu'à ces dernières années, où le vin était une boisson d'un prix assez élevé, par sa valeur intrinsèque et par les droits d'octroi, les falsifications étaient nombreuses et souvent difficiles à reconnaitre. Mais actuellement, ainsi que nous l'avons dit précédemment, le vin est produit à si bon marché qu'il n'y a pas à le fabriquer de toutes pièces, comme au temps où les vignes étaient détruites par le phylloxéra. Cependant, certaines pratiques sont encore à signaler.

En premier lieu apparait le vinage qui consiste à relever le degré alcoolique d'un vin faible par une addition d'alcool. Si celui-ci provenait de la distillation du vin ou du marc, il n'y aurait pas grand inconvénient à cette pratique; mais trop souvent, il provient d'alcools impurs, par conséquent toxiques.

Dans le but de les faire voyager on a, dans le Midi, la coutume de plâtrer les vins. Tout vin qui renferme plus de deux grammes par litre, de sulfate de chaux, devra être rejeté. Pour les déplâtrer, certains industriels ont l'habitude d'employer le chlorure de baryum ou le tartrate de strontium. Dans le premier cas, il reste du chlorure de potassium, sel purgatif, et un excès de baryte qui agit comme véritable poison. Dans le second cas, on a un excès de tartrate de strontium qui ne vaut pas le tartrate de potasse. Cependant les sels de strontium sont moins vénéneux que ceux de baryum.

La chimie a trouvé les moyens de réparer les vins cassés. Ceux-ci sont ensuite mélangés avec des vins à bas prix et livrés à la consommation. Ce sont des boissons nuisibles, qui troublent les voies digestives et qui contribuent à faire abandonner l'usage du vin.

Une falsification très commune consiste dans le mouillage ou addition d'eau, ou le coupage obtenu par l'addition de piquette, de vin de sucre, d'eau de lavage de marc. Cette pratique ne serait pas nuisible à la santé, mais comme la couleur a été plus ou moins affaiblie, on remédie à cet inconvénient par l'addition de colorants artificiels, substances végétales ou minérales. Ces dernières sont plus dangereuses et parfois difficiles à déceler.

Les matières végétales les plus communément employées sont : le bois de campêche, la baie de sureau, d'hièble, de troène ou de myrtille, la cochenille. Les matières minérales colorantes sont tirées de la houille et des phénols, dont la fuchsine est un des types.

On a également cherché à donner des bouquets artificiels par l'adjonction de mélanges complexes. On trouve dans la moindre boutique d'épicier des essences variées dont quelques gouttes communiquent à un vin quelconque le parfum de tel ou tel grand crû. L'analyse chimique n'en retrouverait certainement pas trace dans ces bordeaux ou bourgognes artificiels que l'on vend au même prix que des vins authentiques. Ce procédé s'applique à des vins frelatés, mouillés, vinés, plâtrés, etc.; c'est, non par le bouquet improvisé, mais par la démonstration de l'insuffisance d'extrait ou la présence d'une matière colorante étrangère ou quelqu'autre indice grave, que la fraude est décelée.

Ces vins sont généralement flatteurs pour l'œil, l'odorat, le palais, et le consommateur se laissant prendre à leurs qualités factices, finit même par les considérer comme naturelles et par les exiger des fabricants.

Bières. — La bière est, bien moins que le vin et les liqueurs, exposée à des falsifications. La nature de sa fabrication s'y oppose le plus souvent.

Lorsque les bières doivent voyager, elles sont alcoolisées avec des alcools douteux. On les additionne également d'acide salicylique, d'acide borique, de sels de potasse, d'acide sulfureux, de bisulfites alcalins, souvent dans des proportions dangereuses.

Les falsifications les plus nombreuses ont surtout pour but d'économiser les matières premières dont le prix est élevé, ou de masquer une fabrication défectueuse. On supplée au défaut d'orge, en additionnant le moût ou la bière, selon les cas, de sucre, de mélasse, d'amidon, de fécule, de glycérine, de saccharine. Le houblon se remplace par d'autres substances amères : l'absinthe, l'écorce de buis, l'aloës, l'acide picrique, la coloquinte, l'écorce de saule, la racine de gentiane, la gomme gutte; quelquefois même par des produits qui sont de véritables poisons tels que la strychnine, la brucine et la picrotoxine.

La bière est sujette à des altérations dues à des ferments étrangers. La bière aigre est produite par le ferment du vinaigre; dans des vases mal bouchés elle devient *plate* ou éventée. Le ferment lactique la rend filante, ce qui arrive surtout lorsqu'elle est peu houblonnée.

Le consommateur devra donc s'adresser aux brasseurs réputés pour leur honorabilité et la bonne qualité de leurs produits. Les bières faites avec d'autres produits que l'orge et le houblon se reconnaissent facilement pour peu qu'on ait l'habitude de l'observation et de la dégustation.

Quant aux altérations, on les évitera en faisant usage de petits fûts laissés peu de temps en vidange. Il faut dire, d'ailleurs, que les brasseurs aujourd'hui livrent généralement leurs bières en bouteilles bien bouchées, ce qui supprime la plupart des causes d'altération.

Le Cidre. — Les falsifications dont le cidre peut être l'objet sont assez rares, et, en tous cas, assez difficiles à déterminer. Les plus usuelles consistent dans le coupage, l'addition de matières colorantes, sucrées ou aromatiques, comme la betterave, les mélasses, le glucose. Pour corriger l'acidité on emploie quelquefois la chaux, la soude, le gypse. Pour clarifier le cidre, l'adoucir, on neutralise l'acide acétique qui peut y être contenu; certains industriels n'ont pas craint d'y ajouter de la céruse ou de l'acétate de plomb qui sont des poisons fort dangereux.

Le cidre contient quelquefois aussi du plomb, du cuivre ou du zinc provenant des vases dans lesquels il a été préparé et conservé.

La fabrication laisse également souvent à désirer, au point de vue de la propreté. La pureté de l'eau ajoutée est loin d'être irréprochable; le plus souvent elle est puisée à la mare voisine.

Or, dans les campagnes, les eaux de fumiers, les purins qui ne sont pas retenus par des fosses étanches se répandent par infiltrations, dans les mares, les fontaines et les citernes. Et dans les contrées où l'on fabrique le cidre, on n'hésite pas à se servir de ces eaux qui sont toujours contaminées, et peuvent ainsi engendrer de nombreuses maladies. Cette pratique dangereuse a été dénoncée en 1898, à la Société Française d'Hygiène, à la suite de la lecture d'un très intéressant rapport de M. Ferdinand Marié-Davy sur la question des fumiers à la campagne.

Le Café. — Les altérations du café vert proviennent principalement de l'humidité et de l'action de l'eau de mer, par suite d'avaries des navires qui le transportent. Quand il arrive à destination, ce café altéré est remis frauduleusement en vente, après avoir été suffisamment séché. Il a évidemment perdu ainsi une grande partie de son arome, mais ne peut être considéré comme nuisible.

Lorsque le café se vendait moulu, la falsification la plus fréquente consistait dans l'addition de chicorée. Mais aujourd'hui, dans la plupart des ménages, on possède un moulin et l'on n'achète plus guère que le café en grains.

Est-ce à dire que celui-ci ne puisse être lui-même l'objet de fraudes et de falsifications? Ce serait une erreur de le croire.

On sophistique le café de mille façons différentes. Torréfié, il est bien plus facile à falsifier que le vert. Tantôt on le colore artificiellement, on le recouvre de vernis; tantôt on le débarrasse par le lavage de ses principes essentiels; tantôt on vend pour du bon café un mélange de café avarié et de substances étrangères. On y ajoute même des grains entièrement fabriqués avec des graines de dattes, des glands, des haricots, des châtaignes ou avec de la pâte de fécule ou même de l'argile.

On emploie encore du marc de café épuisé et séché, de la sciure de bois d'acajou, du tan, de la brique pilée, de l'ocre rouge, etc., pour mêler à du café torréfié moulu.

En Angleterre il existe même des brevets pour la fabrication, de toutes pièces, du café et de la chicorée torréfiés.

Le café ainsi fabriqué n'est autre chose qu'une boisson inutile, sans arome et sans saveur agréable. En outre, les différents succédanés ne contenant aucun des principes du café naturel, doivent être considérés hygiéniquement comme nuisibles, en ce sens qu'ils diminuent la valeur nutritive de la boisson.

Le Thé. — Le thé est très sujet à s'altérer naturellement. Il perd son arome s'il n'est pas conservé dans des vases de porcelaine ou dans des boites métalliques (étain ou fer blanc) hermétiquement bouchés. Il s'imprègne assez facilement de l'humidité et des odeurs qui existent dans l'endroit où on le conserve.

Les thés noirs sont souvent falsifiés par un mélange de feuilles de saule, de prunelier, de fresne, d'églantier, d'orme, etc.; on revend aussi des feuilles de thé ayant déjà servi à préparer une première infusion, et qu'on a fait sécher.

A Londres, il existe parait-il, plusieurs fabriques qui recueillent les restes de thé, des hôtels, des restaurants, des cafés, et qui après les avoir traités avec des sels minéraux, de la gomme, de la dextrine, et des matières colorantes, les remettent dans le commerce.

Les thés verts sont l'objet de nombreuses falsifications de la part des Chinois eux-mêmes qui, pour leur donner une couleur plus séduisante, se servent du curcuma, des sels de cuivre, quelquefois du bleu de Prusse qui est excessivement toxique. On reconnaîtra assez facilement la coloration à l'aide de ce dernier produit, en frottant du thé humide sur du papier blanc. Si le thé a été coloré au bleu de Prusse, on constatera des taches bleues sur le papier.

Quand à la substitution des feuilles étrangères, on pourra la reconnaître par comparaison.

On laissera infuser le thé suspect pendant quelques minutes dans l'eau bouillante ; les feuilles reprennent de la souplesse, et par leur forme même, on peut se rendre facilement compte s'il y a eu un mélange de feuilles étrangères.

Le Lait. — Les falsifications commerciales du lait consistent surtout dans le mouillage et l'écrémage, opérations qui n'ont peut-être pas de grands inconvénients pour la santé, si on considère seulement le lait comme boisson, mais qui deviennent dangereuses si on le considère au contraire comme aliment, puisqu'elles ont pour résultat de le priver de ses principes utiles, de le rendre peu nutritif et incomplet.

Ce qui est plus regrettable encore, c'est que certains industriels, après avoir procédé au mouillage ou à l'écrémage, ajoutent au lait, pour le ramener à la densité voulue certaines substances hétérogènes telles que l'amidon, la farine, la gomme, l'albumine, la colle forte, etc.

On ajoute encore souvent au lait qui doit être transporté à une certaine distance des substances antiseptiques comme l'acide salicylique, le borax ou le bicarbonate de soude.

Nous avons dit plus haut le danger que peut présenter le lait provenant de bêtes malades et surtout de vaches tuberculeuses. Nous n'insisterons donc pas sur ce point.

Le Chocolat. — Le chocolat est assurément plus sujet aux fraudes que le thé et le café.

La principale fraude est l'addition de fécule et de corps étrangers de toutes natures. Souvent on constate l'addition de matières grasses pour remplacer le beurre de cacao, substance d'un prix assez élevé.

La vanille est parfois remplacée par des substances balsamiques.

Les Eaux-de-vie et les Liqueurs. — Ce que nous avons dit des bouquets, des essences et des matières colorantes employées dans les falsifications du vin s'applique à plus forte raison aux eaux-de-vie et aux liqueurs qui tirent leur valeur commerciale et leur cachet particulier de ces essences auxquelles elles empruntent le bouquet, le goût et la couleur de produits authentiques.

Et la première faute — il faut bien le dire — incombe au consommateur lui-même qui généralement considérerait comme une boisson insipide une eau-de-vie purifiée qui ne serait en somme que de l'alcool éthylique de goût neutre. Il s'est tellement habitué aux eaux-de-vie falsifiées qu'on n'oserait se hasarder à lui offrir du cognac ou de l'armagnac nature; il s'écrierait qu'on le trompe et qu'on lui sert un vulgaire *trois-six* du Nord. Il n'est plus possible aujourd'hui de supprimer de la consommation les boissons falsifiées. Le goût s'est tellement perverti que le public exige un breuvage possédant des propriétés bien caractéristiques. Le kirsch que l'on impose au fabricant doit avoir l'odeur spéciale de l'essence d'amandes amères, et pour obtenir ce résultat on y ajoute souvent de l'acide prussique qui est le poison le plus violent; le cognac, l'armagnac doivent donner au dégustateur la sensation que procure le mélange des alcools supérieurs et des huiles qui sont censés caractériser l'eau-de-vie de vin.

En Suisse, les consommateurs ont été loin d'apprécier le service qu'on avait prétendu leur rendre, lors de l'établissement du monopole, en leur livrant des produits parfaitement épurés, devenus par cela même insipides, et le Gouvernement fédéral s'est vu contraint, pour les satisfaire, d'ajouter à ces liquides officiels ce que M. Léon Say nommait « un bouquet d'impuretés ».

Il est donc pour ainsi dire impossible de supprimer, aujourd'hui, la fraude qui résulte de l'addition de bouquets ou essences aux eaux-de-vie et aux liqueurs. C'est le consommateur lui-même qui, par son goût dépravé, rend cette fraude nécessaire. Qu'il ne s'en prenne qu'à lui! Et c'est une raison de plus pour que nous insistions davantage sur la nécessité de proscrire d'une façon absolue à toute personne qui a souci de sa santé, l'usage de ces boissons alcooliques.

Mais en dehors de cette fraude, les eaux-de-vie sont encore l'objet d'une série de falsifications aussi nombreuses que dangereuses, dont la principale consiste dans l'addition d'alcools inférieurs et absolument impurs.

Les alcools de fécule, de grain, de marc, de betterave, plus ou moins rectifiés, même l'esprit de bois à odeur très faible, servent à fabriquer de faux cognacs, armagnacs, rhums, kirsch, etc., auxquels on donne du *mordant* en ajoutant du poivre, de la poudre de gingembre ou de piment, de pyrèthre, de stramoine, d'ivraie, d'alun, de l'essence de laurier-cerise ; quelques gouttes d'acide sulfurique donnent la couleur nécessaire.

On transforme les alcools de pommes de terre en vieilles eaux-de-vie de vin, en les colorant avec du caramel ou du cachou.

Les liqueurs fortes, les boissons dites apéritives, déjà si meurtrières à l'état naturel, le sont encore bien davantage quand elles sont fraudées. Or, c'est ce qui arrive généralement. Plus des neuf dixièmes sont fabriquées avec des alcools d'industrie et sont frelatées.

Le sulfate de cuivre sert à colorer l'absinthe.

Il faudrait un volume pour décrire toutes les substances hétérogènes, et dont la plupart sont excessivement toxiques, qui entrent dans la composition de tous ces apéritifs tels que les bitters, les amers, les vermouts, et même les vins qu'on nous présente sous les noms de kina.

Mais il nous paraît inutile d'insister davantage sur ce point.

Nous avons classé toutes ces liqueurs dans la catégorie des boissons à redouter. Nous avons dit qu'il fallait rigoureusement s'abstenir d'en faire un usage habituel, sous peine de s'exposer aux plus graves dangers, alors même qu'elles seraient fabriquées dans les meilleures conditions.

Nous ajouterons que, loin d'en être ainsi, toutes ces liqueurs sont presque toujours l'objet de falsifications qui augmentent encore leur toxicité.

C'est une raison de plus pour les proscrire d'une façon absolue.

CHAPITRE V

CONCLUSIONS

La conclusion de ce qui précède est que, si l'eau est vraiment la boisson naturelle, en ce sens que nos ancêtres préhistoriques n'en avaient point d'autre, et que les animaux et les végétaux ne s'abreuvent que d'eau, il ne s'ensuit pas, que ce soit la seule recommandable, et qu'on ne puisse conseiller les boissons fermentées, sous la réserve expresse d'une surveillance efficace et d'un usage modéré. Mais, par contre, on doit proscrire absolument toutes les boissons distillées.

En un mot, essayons de faire des tempérants. La chose est réalisable, et nous n'arriverons jamais à faire des abstinents.

D'ailleurs, si l'alcool sous toutes ses formes était banni de la consommation, selon le vœu des sociétés de tempérance, aurait-on réalisé un progrès réel?

Nous plaçant au seul point de vue de l'hygiène, et sans entrer dans des considérations relatives à l'agriculture, à l'industrie, aux intérêts du fisc, nous répondrons franchement : Non!

Serait-il sage d'enrôler les ouvriers des villes et des campagnes, les soldats, parmi les abstinents? Nous ne le pensons pas.

En faire plutôt des tempérants, voilà le but pratique et vraiment utile à poursuivre.

L'usage des boissons fermentées est d'ailleurs favorable autant qu'est dangereux leur abus. Leur emploi, quand elles sont bien préparées, peut être avantageux dans nombre de circonstances. L'expérience le prouve surabondamment.

Aussi pensons-nous que l'observation quotidienne des faits qui nous entourent nous autorise à proclamer l'innocuité de l'usage modéré des boissons fermentées.

Que des philanthropes émus à juste titre par les désastres croissants de l'alcoolisme conseillent l'abstinence complète, ils font œuvre méritoire. Mais, malgré leur bon vouloir ils ne seront jamais que des utopistes, et nous ne pouvons les suivre sur ce terrain.

S'il est des abstinents volontaires, laissons-les prêcher d'exemple ; souhaitons-leur même des prosélytes ! Mais ne cherchons pas à imposer une abstention que nous n'arriverons jamais à obtenir.

Contentons-nous seulement de recommander une abstinence partielle, c'est-à-dire l'abstinence limitée aux boissons distillées. Ce qu'il faut surtout blâmer, c'est l'abus des liqueurs fortes qui fait chaque jour de nouveaux progrès, et de si nombreuses victimes.

Est-il bon de donner des conseils trop rigoureux, trop austères pour être suivis? Le peuple consomme du vin, du cidre, de la bière, et il en consommera toujours, il ne faut pas se le dissimuler, quand même on lui prêcherait l'abstinence. N'est-il pas préférable, en conséquence, n'est-il pas plus adroit d'indiquer les limites qu'il ne faut pas franchir, de signaler les boissons les plus inoffensives et les plus avantageuses, de proscrire les boissons à redouter et de mettre en garde contre les manipulations nuisibles et les falsifications?

Autrefois, l'ouvrier ne commençait pas son travail sans avoir mangé une soupe préparée par sa femme. Aujourd'hui, c'est chez le cabaretier qu'il va d'abord prendre un ou plusieurs verres d'eau-de-vie. Par l'excitation momentanée qu'il y trouve, il se croit devenu plus fort. Efforçons-nous de lui démontrer que ce qu'il éprouve est une stimulation factice ; que le café, le thé, le lait, le chocolat qui réunissent toutes les qualités qu'il demande à tort à l'alcool, feraient bien mieux son affaire à l'heure matinale où commence sa journée.

Montrons-lui que des boissons nourrissantes et réchauffantes lui rendraient bien plus de services qu'un verre d'eau-de-vie.

Il serait à souhaiter que les cabarets fussent approvisionnés de lait, de café, de chocolat, dont les prix seraient fixés aussi bas que possible, tout en assurant la bonne qualité de la marchandise, de façon à donner aux intéressés bien-être en même temps qu'économie.

Au moment du repas de midi, alors que l'alimentation est parfois grossière, fade ou trop uniforme, nous conseillerons à l'ouvrier une boisson fermentée de bonne qualité. Elle serait en rapport avec les usages des différents pays et les goûts de chacun. Ici le vin serait particulièrement en faveur, là le cidre, ailleurs la bière. Ces boissons naturelles rendraient les plus grands services; elles activeraient la digestion, stimuleraient l'appétit, feraient trouver les aliments agréables et amèneraient leur utilisation intégrale. Suffisamment fortifié par l'ingestion du vin ou de la bière aux deux principaux repas, l'ouvrier en arriverait à oublier l'alcool ou tout au moins à n'en pas sentir le besoin.

Dans la journée, alors que l'ouvrier a chaud et soif, que doit-il boire? A ces moments, nous lui conseillerons une des boissons hygiéniques et désaltérantes dont nous avons donné des formules, et dont il pourra user à volonté selon sa soif. Pas plus sa santé que sa bourse ne s'en trouvera diminuée d'une façon sensible, et lorsqu'il s'apercevra que cette boisson le rend plus vif et le désaltère mieux, il n'est pas douteux qu'il fuira l'alcool. Ces breuvages rafraîchissants sont surtout indiqués en été; en hiver, une boisson chaude, café ou thé léger, produira un résultat analogue.

Le soir, ce qu'il importe surtout de déconseiller, c'est l'apéritif, qui est la plus dangereuse de toutes les boissons.

Et maintenant que nous avons donné notre avis sur la valeur des différentes boissons, en précisant autant que possible leurs mérites et leurs défauts respectifs, comment arriverons-nous à mettre en garde le consommateur contre les dangers des boissons distillées et à le diriger dans son choix ?

Certes, le but ne peut être atteint que progressivement, car il ne faut pas oublier qu'il y a à détruire des habitudes invétérées, et à vaincre bien des préjugés.

Nous pensons que ce n'est pas seulement à l'initiative

privée, cependant la plus féconde de toutes, mais encore à l'initiative du Gouvernement qu'il appartient de faire prendre dans les masses les notions qui doivent les prémunir contre les liqueurs nocives.

A l'initiative privée appartiennent les conférences, les causeries, les conseils oraux ou écrits, l'enseignement antialcoolique. A elle appartient également l'influence de l'exemple, l'installation de locaux, de cercles populaires, où l'ouvrier pourra lire, causer, pour se distraire sans boire ou en ne buvant que des boissons peu dangereuses.

Il est au contraire du ressort de l'État de surveiller la fabrication des boissons et les falsifications qu'entraîne leur manipulation. A lui d'augmenter l'impôt sur l'alcool, de dégréver les boissons réellement hygiéniques, de protéger les cantines de tempérance et d'en favoriser le développement, de prescrire l'enseignement dans les écoles des dangers de l'alcoolisme, de réduire le nombre des cabarets, etc.

L'État peut beaucoup. Qu'il vienne en aide à l'initiative privée, et de la réunion de ces efforts communs jaillira cette bienfaisante éducation des générations nouvelles qui rendant à notre race son ancienne vigueur, la mettra à même de lutter victorieusement contre les ennemis de notre industrie, de notre race, et du sol même de la patrie !

Paris. — Imprimerie A. Munier, 132, boulevard Malesherbes. — 2832.

www.ingramcontent.com/pod-product-compliance
Ingram Content Group UK Ltd.
Pitfield, Milton Keynes, MK11 3LW, UK
UKHW020410180726
13839UKWH00003B/1290